Leven met COPD

Onno van Schayck en Geertjan Wesseling

Leven met COPD

Bohn Stafleu van Loghum
Houten 2010

© 2010 Bohn Stafleu van Loghum, Houten

Alle rechten voorbehouden. Niets uit deze uitgave mag worden verveelvoudigd, opgeslagen in een geautomatiseerd gegevensbestand, of openbaar gemaakt, in enige vorm of op enige wijze, hetzij elektronisch, mechanisch, door fotokopieën, opnamen, of enig andere manier, zonder voorafgaande schriftelijke toestemming van de uitgever.

Voor zover het maken van kopieën uit deze uitgave is toegestaan op grond van artikel 16b Auteurswet j° het Besluit van 20 juni 1974, Stb. 351, zoals gewijzigd bij Besluit van 23 augustus 1985, Stb. 471 en artikel 17 Auteurswet, dient men de daarvoor wettelijk verschuldigde vergoedingen te voldoen aan de Stichting Reprorecht (Postbus 3060, 2130 KB Hoofddorp). Voor het overnemen van (een) gedeelte(n) uit deze uitgave in bloemlezingen, readers en andere compilatiewerken (artikel 16 Auteurswet) dient men zich tot de uitgever te wenden.

Samensteller en uitgever zijn zich volledig bewust van hun taak een zo betrouwbaar mogelijke uitgave te verzorgen. Niettemin kunnen zij geen aansprakelijkheid aanvaarden voor eventueel in deze uitgave voorkomende onjuistheden.

ISBN 9789031375790
NUR 863

Ontwerp omslag: Bayards Ontwerpers, Amsterdam
Ontwerp en layout binnenwerk: Designworks, Breda
Cartoons: Marcel Jurriëns, Boxtel

Bohn Stafleu van Loghum
Het Spoor 2
Postbus 246
3990 GA Houten

www.bsl.nl

Lijst van auteurs en redacteuren

Auteurs

prof. dr. C.P. van Schayck
hoogleraar huisartsgeneeskunde aan de Universiteit Maastricht, wetenschappelijk directeur CAPHRI Universiteit Maastricht.

dr. G. Wesseling
longarts, Maastricht Universitair Medisch Centrum, tevens universitair hoofddocent en senior onderzoeker van onderzoeksinstituut CAPHRI Universiteit Maastricht.

Redacteuren

dr. M.E. Numans
huisarts te Utrecht, tevens als universitair hoofddocent verbonden aan het Julius Centrum van het Universitair Medisch Centrum Utrecht.

dr. H.J. Schers
huisarts te Lent, tevens verbonden als unithoofd Academisering en netwerken aan de afdeling eerstelijnsgeneeskunde, Universitair Medisch Centrum St Radboud Nijmegen.

dr. P.H.G.M. Soons
medisch psycholoog in het St. Annaziekenhuis in Geldrop, tevens verbonden als universitair hoofddocent aan het Departement Medische Psychologie en Neuropsychologie van de Universiteit van Tilburg.

Voorwoord

Als COPD-patiënt heb je levenslang. Genezen zul je nooit en in de loop der jaren nemen de klachten alleen maar toe. Ikzelf ben al vele jaren zo'n patiënt. Het begon met toenemende kortademigheid bij zware lichamelijke inspanning. Nu, meer dan 35 jaar later, ben ik in een stadium dat zelfs zeer lichte inspanning zoals aan- of uitkleden mij moeite kost en ik voortdurend moet pauzeren om op adem te komen. Verder gebruik ik 24 uur per dag zuurstof. Het 'gezond weer op' gevoel is definitief verleden tijd.
Als ervaringsdeskundige heb ik met interesse dit boekje gelezen. Het boekje is bedoeld voor patiënten, partners, mantelzorgers en andere niet medisch geschoolde zorgverleners en voorziet duidelijk in een behoefte. Het beschrijft op voor medische leken begrijpelijke wijze de longaandoening COPD, het hoe en waarom van de behandeling en hoe zo goed mogelijk met COPD om te gaan.
Als een arts bij een patiënt COPD heeft vastgesteld, zal hij, afhankelijk van de ernst van de klachten, één of meer medicijnen voorschrijven. Deze medicijnen dienen om de benauwdheid te verminderen en om eventueel longinfecties tegen te gaan, maar hebben geen genezende werking. Verder zal de arts een aantal adviezen geven. Allereerst het dwingende advies om te stoppen met roken. Rookverslaafden zullen daar meestal hulp bij nodig hebben. Verder het advies om veel te bewegen, afhankelijk van de ernst van de COPD, zal de arts wellicht verwijzen naar een beweeggroep, fysiotherapeut of longrevalidatiecentrum. Ook zal hij wijzen op het belang van goede voeding. Indien nodig kan een diëtist worden ingeschakeld. Zeker voor de ernstige patiënten is het van groot belang om door een combinatie van goed eten en bewegen de conditie op peil te houden.

Er zijn nog meer belangrijke adviezen, zoals trouw en op de juiste manier de medicijnen innemen, de apotheek kan hierbij eventueel een rol spelen, en verder: jaarlijks een griepprik halen, opletten geen kou te vatten en het weten hoe te handelen bij een plotselinge verergering van het ziektebeeld. In dit boekje staan nog veel meer waardevolle adviezen en tips die de patiënt kunnen helpen beter met zijn aandoening om te gaan.

In het bijzonder wil ik voor de ernstige COPD-patiënt de aandacht vestigen op ontspanningsoefeningen en ademhalingstechnieken, daar wordt naar mijn mening vaak te weinig aandacht aan besteed. Voor de patiënt die altijd maar doorgaat, is het zinvol te leren om een paar keer per dag te ontspannen en voldoende nachtrust te nemen. Het zal zijn conditie ten goede komen. Wat ademhalingstechnieken betreft, zie ik dat het merendeel van de ernstige patiënten op een verkeerde manier ademhaalt. Het is belangrijk dat een patiënt onder leiding van een fysiotherapeut leert maximaal uit te ademen om de ventilatie van de longen te verbeteren waardoor de benauwdheid zal verminderen. Verder dient de patiënt te weten hoe zijn ademhaling te regelen bij traplopen, iets van de grond oprapen, schoenveters strikken et cetera.

Van het allergrootste belang is hoe een patiënt in psychische zin met zijn aandoening omgaat. Ikzelf heb ondanks mijn ernstige beperkingen nog steeds een goed leven. Hiervoor is het nodig dat je niet gaat treuren over wat je niet meer kunt, maar je volledig richt op de mogelijkheden die je nu nog hebt en daarmee een zinvol leven te leiden. Mijn aanpak is zo nu en dan een gesprek met mezelf om mij (opnieuw) hiervan te overtuigen. Zoals dit boekje ook zegt, is het belangrijk dat patiënten tijdig hulp zoeken als ze last hebben van depressieve gevoelens en daar zelf niet uitkomen.

Uit het voorgaande blijkt overduidelijk dat, zoals ik ook zelf heb ervaren, een zeer belangrijk deel van de behandeling van COPD bij

VOORWOORD

de patiënt zelf ligt. Met de nodige hulp zal de patiënt zelf aan de slag moeten om verslechtering van de longen te vertragen en een zo goed mogelijke kwaliteit van leven te behouden. Belangrijk is dat de patiënt inziet waarom hij bepaalde dingen moet doen (zoals bewegen, goed eten, op de juiste manier ademhalen) en moet laten (roken). Dit boekje geeft al deze informatie op een patiëntvriendelijke manier en stelt de patiënt in staat het waarom van de talrijke adviezen te begrijpen. Mede op grond van mijn eigen ervaring verwacht ik dat dit boekje de motivatie, de inzet en het doorzettingsvermogen bevordert om de adviezen daadwerkelijk op te volgen.

Ik ben ervan overtuigd dat dit heldere en voor medische leken geschreven boekje voorziet in een behoefte en dat veel COPD-patiënten na het lezen veel beter zullen begrijpen wat er aan de hand is en wat eraan gedaan kan worden. Het zal naar ik verwacht veel patiënten (beter) doen beseffen dat je er zelf wel wat voor moet doen om de klachten en de toename van klachten te verminderen. Dit boekje is hiermee een leidraad en bron van inspiratie voor de patiënt om zelf aan de slag te gaan met zijn behandeling.

Joost van der Burgh, COPD-patiënt

Voorwoord van de redactie

De bedoeling van de reeks *Leven met ...* is om de lezer in begrijpelijke taal te informeren over ziekten en kwalen die ons leven kunnen treffen. Alle delen zijn op dezelfde manier opgebouwd. Eerst worden de aard en oorzaak van een ziekte beschreven. Daarna wordt aandacht besteed aan de invloed op het dagelijkse leven en de invloed op het gezin. Ook laat de reeks steeds zien wat de patiënt in de spreekkamer van huisarts en specialist kan verwachten. Tot slot wordt beschreven wat er zelf aan te doen valt, zowel voor- als nadat het medische circuit is geraadpleegd. En dat is gelukkig veel meer dan u op het eerste gezicht zou denken.

De reeks richt zich in de eerste plaats op patiënten die meer willen weten over wat hen mankeert. Maar de boeken zijn ook uitermate informatief voor verpleegkundigen, paramedici en artsen die in hun dagelijkse werk te maken hebben met de besproken ziektebeelden. Ook zij zullen informatie vinden die zeer bruikbaar is in hun contacten met patiënten.

In de ogen van de redactie zijn de auteurs van *Leven met COPD* uitstekend geslaagd in hun opdracht. Ze hebben een uitermate informatief en begrijpelijk boek geschreven over een veelvoorkomende ziekte. De lezer zal zichzelf kunnen herkennen in de gegeven beschrijvingen. De auteurs bespreken de huidige stand van de wetenschap met betrekking tot COPD.
Hoe komt het? Wat zijn de klachten? Hoe herken ik het? Hoe is het van invloed op de beleving van mezelf en mijn omgeving? Waar kan ik terecht met het probleem? Deze en talrijke andere vragen worden op begrijpelijke en verantwoorde wijze besproken.

De redactie denkt dat het boek zijn weg zal vinden naar velen die met dit probleem op welke wijze dan ook te maken hebben. Uiteraard stellen wij ons open voor alle suggesties en opmerkingen die lezers willen maken. Wij wensen hen in ieder geval veel leesplezier.

De redactie

Houten, voorjaar 2010

Inhoud

Lijst van auteurs en redacteuren 5
Voorwoord 7
Voorwoord van de redactie 11

1 Wat is er met me aan de hand? 17
1.1 Hoe werken de longen? 19
1.2 Ontsteking van de luchtwegen 22
1.3 Symptomen van COPD 23
1.4 Stabiel COPD en plotselinge verergeringen of exacerbaties 25
1.5 Het verschil tussen astma en COPD 26
1.6 Hoe wordt de diagnose COPD gesteld? 28
1.7 Onderzoek in het ziekenhuis 31
Samenvatting 32

2 Hoe ontstaat COPD? 33
2.1 De oorzaken van COPD 34
2.2 Wie krijgen mogelijk COPD? 36
    2.2.1 Roken en COPD 36
    2.2.2 COPD bij niet-rokers 38
2.3 Welke invloed heeft de omgeving op het ontstaan van COPD? 41
Samenvatting 44

3 Wat staat me te wachten? 45
3.1 Beloop van de ziekte op de korte termijn 45
3.2 Beloop van de ziekte op de lange termijn 47
    3.2.1 Progressief beloop 47

3.2.2 *Hoe snel verloopt de ziekte?* 50
3.2.3 *Bijkomende verschijnselen* 51
3.2.4 *Wat betekent dat op termijn?* 53
3.3 De laatste fase 55
Samenvatting 56

4 Wat betekent COPD voor de omgeving? 57
4.1 Wat betekent COPD voor de patiënt zelf? 57
4.1.1 *Bijkomende ziekten* 58
4.1.2 *Aanpassingen* 59
4.1.3 *Exacerbaties* 60
4.1.4 *Gewichtsverlies* 61
4.2 Wat betekent COPD voor anderen? 62
4.2.1 *Mantelzorg* 62
4.3 Wat betekent COPD voor werk en hobby's? 64
Samenvatting 65

5 Welke behandelingen bestaan er? 66
5.1 Organisatie van de zorg 67
5.2 Niet-medicamenteuze behandeling 68
5.2.1 *Stoppen met roken* 68
5.2.2 *Lichaamsbeweging en revalidatie* 72
5.3 Geneesmiddelen voor de behandeling van COPD 74
5.3.1 *Luchtwegverwijders* 75
5.3.2 *Ontstekingsremmers* 78
5.4 Toedieningsvormen 79
5.5 Exacerbaties voorkomen en behandelen 82
5.5.1 *Griepprik* 82
5.5.2 *Stootkuur prednisolon* 82
5.5.3 *Antibiotica* 83

    5.5.4 *Ziekenhuisopname* 84
5.6 Zuurstoftherapie 86
Samenvatting 87

6 Hoe kan ik met COPD leven? 88

6.1 Hoe ga ik om met beperkingen? 88
6.2 Ademhalingstherapie 90
6.3 Wat kan ik er zelf aan doen? 92
    6.3.1 *Veiligheid in acht nemen* 93
    6.3.2 *Zuinig omgaan met energie* 93
    6.3.3 *Goed eten* 94
    6.3.4 *Sociaal en psychisch blijven functioneren* 95
6.4 Hoe voorkom ik terugval? 96
Samenvatting 97

Adressen en websites 99
Referenties 101
Over de auteurs 103
Register 105

HOOFDSTUK 1
Wat is er met me aan de hand?

COPD is de afkorting van Chronic Obstructive Pulmonary Disease. Letterlijk vertaald betekent dat: chronisch obstructieve longaandoening. De gebruikelijke definitie van COPD luidt: COPD is een aandoening die wordt gekarakteriseerd door een luchtwegobstructie die niet volledig reversibel is. Met reversibel bedoelen we dat de luchtwegobstructie verholpen kan worden met medicamenten die de luchtwegen wijder maken. De luchtwegvernauwing (obstructie) is doorgaans blijvend, wordt doorgaans met de jaren erger en gaat samen met een abnormale ontstekingsreactie van de longen op schadelijke stoffen en gassen in de ingeademde lucht. Verderop in dit hoofdstuk wordt deze definitie nader uitgelegd en toegelicht.

Jammer genoeg is voor de lange Engelse beschrijving Chronic Obstructive Pulmonary Disease geen Nederlands alternatief beschikbaar. Artsen en patiënten gebruiken in plaats van COPD ook wel andere termen, zoals: chronische bronchitis, chronische astmatische bronchitis of CARA. De omschrijving chronische astmatische bronchitis is praktisch verlaten. Reden daarvoor is onder meer dat onder astma toch echt een ander ziektebeeld wordt verstaan. Ook wordt in geval van COPD wel gesproken van rokerslongen, maar die term is niet helemaal juist, want er zijn ook patiënten (hoewel veruit in de minderheid) met COPD die nooit hebben gerookt.

De laatste jaren is in Nederland de afkorting COPD ingeburgerd geraakt en ook in dit boekje zal het ziektebeeld verder met deze term worden aangeduid.

'Chronisch' wil zeggen dat het een langdurig ziekteproces is. In het geval van COPD betekent dat eigenlijk levenslang, want van COPD kun je niet genezen. Het woord 'obstructieve' wil zeggen dat het een ziekte is waarbij vernauwing (obstructie) van de luchtwegen bestaat die de ademhaling bemoeilijkt. Daarover later meer. Het woord 'longaandoening' spreekt voor zich.

Patiënten met COPD ervaren, afhankelijk van de ernst van hun ziekte, klachten als kortademigheid en hoesten, al dan niet met het opgeven van slijm. Deze klachten worden meestal met de jaren erger, zeker als de patiënt blijft roken.

Het RIVM heeft berekend dat in 2003 in Nederland 316 400 mensen COPD hadden.[1] Bovendien hebben veel mensen de ziekte al onder de leden voordat ze zich daarvan bewust zijn of voordat de dokter de diagnose COPD gesteld heeft. De meeste mensen met COPD hebben een lichte of matig ernstige vorm van de ziekte, maar ongeveer 20% heeft een ernstige vorm van COPD en ongeveer 3% is ten gevolge van COPD zeer ernstig ziek en zit dientengevolge aan de zuurstof of in een rolstoel. Het aantal vrouwen met COPD bleek iets hoger te zijn dan het aantal mannen. In 2004 stierven meer dan 3000 mannen aan COPD en meer dan 2200 vrouwen. De overige patiënten overlijden niet aan hun COPD maar aan een andere ziekte zoals een hartaanval of kanker. Naar verwachting zal het aantal COPD-patiënten tot 2025 met meer dan een derde toenemen. Gelukkig verwacht men voor de jaren daarna een geleidelijke afname, omdat het aantal rokers in Nederland de afgelopen decennia heel langzaam verder gedaald is.

In 2008 rookte 27% van de Nederlandse volwassenen.[2]
Ook de luchtkwaliteit is de laatste jaren in Nederland verbeterd, wat ook kan bijdragen aan minder schade aan de longen.

1.1 Hoe werken de longen?

In figuur 1.1 is te zien hoe de longen zijn gebouwd. De longen zijn verantwoordelijk voor onze ademhaling, of met een ander woord: ventilatie. Kort gezegd zorgt onze ademhaling ervoor dat zuurstof uit de buitenlucht het lichaam wordt binnengebracht. Zuurstof (afgekort O_2) is onmisbaar voor verbrandingsprocessen in het lichaam. Het lichaam kan maar heel kort zonder zuurstof en daarom zijn stoornissen in de ademhaling al heel snel levensbedreigend. Naast het naar binnen brengen van zuurstof zorgt de ademhaling ook voor het naar buiten brengen van koolzuurgas ofwel CO_2. CO_2 ontstaat bij verbrandingsprocessen in het lichaam. Het is een afvalproduct dat onverwijld moet worden afgevoerd.

Het orgaansysteem voor onze ademhaling bestaat in grote lijnen uit luchtwegen, longblaasjes en de borstkas waarin de longen veilig zijn opgeborgen. Door de luchtwegen wordt buitenlucht aangevoerd naar de longblaasjes en wordt koolzuurgashoudende lucht afgevoerd. De feitelijke gaswisseling vindt plaats in de longblaasjes (zie figuur 1.2). Spieren in de wand van de borstkas zorgen voor de adembewegingen die de ventilatie op gang houden. De belangrijkste spieren zijn die van het middenrif of diafragma. Die spieren zorgen ervoor dat het middenrif als een zuiger heen en weer beweegt, waardoor lucht beurtelings naar binnen wordt gezogen en naar buiten wordt geblazen. Naast de spieren van het middenrif spelen ook de spiertjes tussen de ribben een rol bij de ademhaling, maar het middenrif is verreweg het belangrijkste.

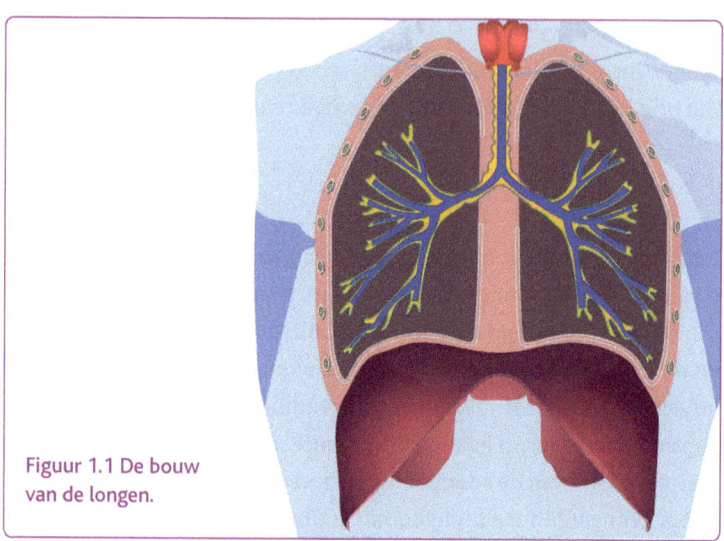

Figuur 1.1 De bouw van de longen.

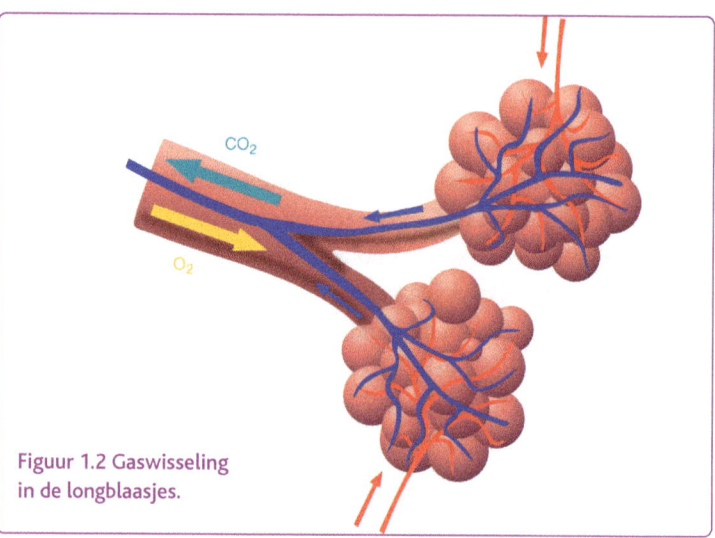

Figuur 1.2 Gaswisseling in de longblaasjes.

De luchtwegen zijn bekleed met cellen die aan de oppervlakte kleine haartjes hebben en die slijm kunnen produceren. We noemen dat het slijmvlies. Dit slijmvlies zorgt ervoor dat stofdeeltjes, bacteriën en andere viezigheid die we inademen niet diep in de luchtwegen kunnen doordringen. Deze ongewenste deeltjes worden in het slijm gevangen. De haartjes werken het slijm vervolgens naar boven en dus naar buiten. Hoesten helpt om dat slijm en de erin opgevangen viezigheid naar buiten te werken.

Alle longblaasjes samen hebben een zeer groot oppervlak en zeer dunne wandjes. Direct onder die wandjes bevindt zich een groot aantal piepkleine bloedvaatjes, de zogenaamde capillairen. De longblaasjes zijn zo gebouwd, dat het transport van zuurstof en koolzuurgas zo ongestoord mogelijk kan verlopen.
Het lichaam is er door allerlei regelsystemen op ingesteld om het zuurstofgehalte en het koolzuurgehalte binnen nauwe marges te houden. Bij een verhoogd zuurstofverbruik, bijvoorbeeld tijdens inspanning, gaan we daarom sneller en/of dieper ademen (hijgen) om extra zuurstof in het lichaam te halen. Ook kan dankzij een toegenomen ventilatie het extra koolzuurgas worden afgevoerd dat geproduceerd wordt tijdens inspanning. Onder normale omstandigheden zit er in de ademhaling meer dan voldoende reserve om aan de extra behoefte tijdens inspanning te voldoen. Bij mensen met ernstige aandoeningen van de longen kan evenwel een stoornis in de gaswisseling optreden, zodat het zuurstofgehalte daalt en het gehalte aan koolzuurgas stijgt. De medische term daarvoor is respiratoire insufficiëntie, letterlijk: tekortschietende ademhaling.

In grote lijnen zijn de longen dus onder te verdelen in luchtwegen en longblaasjes of alveoli. De luchtwegen zijn te vergelijken met de stam en de takken van een boom (maar dan ondersteboven) de longblaasjes zijn dan de blaadjes van die boom. Via de luchtwegen komt verse lucht van buiten naar binnen en gaat 'afgewerkte' lucht naar buiten. Die verplaatsing van lucht is de eigenlijke ademhaling. Ook daarover later meer, want COPD is een ziekte waarbij niet alleen de longen een rol spelen maar ook andere delen van het lichaam.

1.2 Ontsteking van de luchtwegen

Het slijmvlies kan door allerhande oorzaken ontstoken raken. We spreken dan van bronchitis. Bronchus (meervoud bronchi) is een ander woord voor luchtweg en het achtervoegsel -itis duidt op ontsteking. Het slijmvlies van de luchtwegen kan ontstoken raken door virussen of bacteriën (we spreken dan van een luchtweginfectie) en door luchtverontreiniging zoals sigarettenrook. Daarover verderop in dit boek meer. Als het slijmvlies ontstoken is geraakt door bacteriën of virussen, zal de ontsteking na verloop van tijd weer overgaan en restloos genezen. Eventueel kan de ontsteking bestreden worden met een antibioticum.
Een ontstekingsreactie in de wand van de luchtwegen kan ook veroorzaakt worden door het inademen van sigarettenrook.
Ook het inademen van verontreinigde lucht of stof tijdens het werk kan een ontstekingsreactie veroorzaken. De ontstekingsreactie die optreedt door het inademen van rook is zeer hardnekkig, zeker bij iemand die jaren achtereen rookt. Als gevolg van de ontstekingsreactie treedt in de luchtwegen een verhoogde productie van slijm op. Langer bestaande ontsteking kan leiden tot littekenvorming, zoals die bijvoorbeeld ook in de huid kan ontstaan. Die littekenvorming kan ertoe leiden dat de luchtwegen vernauwen. Bovendien kan door het ontstekingsproces ook schade aan de longblaasjes optreden. Daardoor gaan longblaasjes kapot. Dat noemen we emfyseem.

Lang niet alle rokers krijgen COPD. Waarschijnlijk ontwikkelt ongeveer 25% van alle rokers COPD.[3] Eigenlijk is dat merkwaardig. Als je weet hoeveel viezigheid er in sigarettenrook zit, zou het voor de hand liggen dat uiteindelijk alle rokers COPD krijgen. Veel rokers krijgen wel een ontstekingsbeeld in het slijmvlies van de luchtwegen en een rokershoestje, maar ontwikkelen niet de karakteristieke schade die we vinden bij COPD-patiënten.

Bij langdurige blootstelling aan sigarettenrook kan de bronchitis chronisch worden. Bij veel rokers met COPD blijft de ontsteking zelfs voortsudderen als de patiënt stopt met roken en de oorzakelijke prikkel, het roken, dus is weggenomen. In de loop van het ontstekingsproces treden veranderingen op in de wanden van de luchtwegen: er ontstaan meer en grotere kliertjes die slijm produceren. Bovendien worden de luchtwegen in de loop van het ziekteproces nauwer, waardoor de stroom van lucht in en uit de longen wordt bemoeilijkt.

1.3 Symptomen van COPD

De meest voorkomende klachten van COPD-patiënten zijn kortademigheid en hoesten. De kortademigheidsklachten ontstaan meestal zeer geleidelijk en verergeren in de loop van vele jaren. Doorgaans heeft een patiënt aanvankelijk alleen kortademigheidsklachten bij grotere inspanningen zoals hardlopen of fietsen, traplopen of sporten. Heel geleidelijk worden de inspanningen die leiden tot kortademigheidsklachten steeds kleiner. Op een gegeven moment worden dan ook dagelijkse handelingen als aan- en uitkleden, rustig wandelen of boodschappen doen te veel. Uiteindelijk kunnen patiënten met ernstig COPD zelfs in rust en dus continu kortademig zijn.

De ervaring heeft geleerd dat COPD-patiënten zich aanpassen aan de langzaam toenemende beperkingen. Als je merkt dat je ergens kortademig van wordt, zul je die activiteit gaandeweg gaan vermijden. Dat werkt jammer genoeg alleen maar averechts, want het is aangetoond dat regelmatige lichamelijke inspanning juist helpt om de verergering van de ziekte af te remmen.

Heel karakteristiek is dan ook de patiënt die de vraag of hij kortademig is, ontkennend beantwoordt, maar vervolgens wel moet erkennen dat hij zich geen enkele inspanning meer kan veroorloven. Kortademigheid kan gepaard gaan met een piepende ademhaling. Dat is overigens een symptoom dat bij astma meer op de voorgrond staat dan bij COPD.

Naast kortademigheid klagen veel COPD-patiënten ook over hoesten, al dan niet met het opgeven van slijm (sputum). Bij veel COPD-patiënten is hoesten zelfs het symptoom dat het eerste optreedt, nog voor de kortademigheidsklachten. Het zogenaamd onschuldige rokershoestje kan de eerste uiting zijn van COPD. Veel patiënten hoesten alleen als ze een luchtweginfectie hebben, maar dan vaak langer en met meer slijm dan gezonde personen die een luchtweginfectie doormaken. Bij verder voortgeschreden COPD kunnen de hoestklachten de hele dag door optreden, met verergering in bijvoorbeeld najaar en winter, of tijdens infecties.

Naast kortademigheid en hoesten kunnen COPD-patiënten ook last hebben van een groot aantal andere klachten, zoals moeheid, krachtverlies en een drukkend gevoel op de borst, frequente verkoudheden en zo meer. Dergelijke algemene symptomen zijn echter niet erg specifiek voor COPD en kunnen bij zeer veel ziekten optreden.

Veel patiënten klagen over een verminderde eetlust, en gewichtsverlies is een betrekkelijk veelvuldig voorkomend probleem met het voortschrijden van de ziekte. Ook psychosociale klachten als eenzaamheid of angst komen meer voor bij patiënten met COPD, vooral in geval van ernstig COPD.

1.4 Stabiel COPD en plotselinge verergeringen of exacerbaties

De meeste patiënten met COPD hebben het hele jaar door in wisselende mate klachten van kortademigheid, moeheid en/of hoesten, al dan niet met opgeven van slijm. Naast dergelijke stabiele fasen kennen veel patiënten ook periodes van toegenomen klachten, waarvoor vaak de term exacerbaties wordt gebruikt, en in in het Vlaams het woord opstoot. Een exacerbatie is een min of meer plotselinge toename van de klachten van kortademigheid en hoesten, vaak volgend op een verkoudheid of infectie van de bovenste luchtwegen. Een precieze definitie van een exacerbatie is er eigenlijk niet. Doorgaans noemt men een toename van de klachten een exacerbatie als de verergering meer is dan de normale dag-tot-dagvariatie in het klachtenpatroon.[4] Immers, de meeste patiënten hebben de ene dag meer klachten dan de andere. Dat kan afhangen van het weer (mist, kou of wind), van de nachtrust (een goed uitgeruste patiënt heeft vaak minder last van COPD dan een vermoeide patiënt), of van angst, spanningen of stress. Er is sprake van een exacerbatie als de klachten meer zijn toegenomen dan normaal en een reden vormen om meer medicamenten te gebruiken of om een extra bezoek aan de dokter of zelfs de eerste hulp van het ziekenhuis te brengen. Exacerbaties kunnen licht zijn, zodat kan worden volstaan met wat extra pufjes van de medicamenten die de patiënt toch al gebruikt, maar ook ernstiger. Exacerbaties kunnen een enkele keer voorkomen, bijvoorbeeld alleen in najaar en winter, het seizoen van de virusinfecties zoals griep. Sommige patiënten hebben echter meerdere keren per jaar een exacerbatie. We weten inmiddels dat het regelmatig hebben van dergelijke exacerbaties geen goed teken is. Patiënten met regelmatige exacerbaties (meerdere keren per jaar) hebben vaak een slechtere gezondheidstoestand dan patiënten met weinig exacerbaties. Bovendien gaat de gezondheidstoestand van patiënten met frequente exacerbaties doorgaans sneller achteruit en hebben ze meer zorg nodig. Reden genoeg dus om exacerbaties serieus te nemen. Exacerbaties zijn niet altijd te voorkomen, maar er is wel wat aan te doen. Meer daarover in hoofdstuk 5.

1.5 Het verschil tussen astma en COPD

Astma en COPD komen in bepaalde opzichten met elkaar overeen. Beide aandoeningen gaan gepaard met hoesten en kortademigheid en bij beide aandoeningen treedt vernauwing van de luchtwegen op. Bovendien zijn bij beide aandoeningen ontstekingsverschijnselen in het slijmvlies van de luchtwegen terug te vinden. Ook kunnen zowel astma- als COPD-patiënten heftig reageren op allerhande prikkels zoals temperatuurwisselingen, rook, lichamelijke inspanning, kookluchtjes en parfum.

Naast deze overeenkomsten zijn er evenwel belangrijke verschillen.[5] Astma ontstaat in de meeste gevallen op de kinderleeftijd, terwijl COPD alleen voorkomt bij volwassenen, doorgaans na een aantal jaren roken. De luchtwegvernauwing van astma wisselt heel sterk, zodat periodes met een normale longfunctie en weinig of geen klachten afgewisseld worden met aanvallen van luchtwegvernauwing en benauwdheid. Bij COPD is de luchtwegvernauwing permanent aanwezig en heeft de patiënt vaak doorlopend klachten. Hoewel dat een klein beetje kan variëren, is de longfunctie bij patiënten met COPD nooit helemaal normaal. Het ontstekingsproces in het slijmvlies van de luchtwegen van astmapatiënten staat vaak onder invloed van allergieën zoals voor huisstofmijt, graspollen of

huisdieren als kat of hond. Het ontstekingsproces bij COPD wordt vooral op gang gebracht en gehouden door de jarenlange inademing van sigarettenrook. Bij veel patiënten met COPD zijn er longblaasjes kapotgegaan, het zogenaamde emfyseem, terwijl dat niet optreedt bij astma, tenminste zolang de patiënt niet gaat roken. Dan kunnen astmapatiënten namelijk net zo goed emfyseem ontwikkelen.
Er ontstaat dan een soort mengbeeld van astma en COPD, waarbij niet altijd gemakkelijk valt uit te maken wat nu precies wat is.
Een ander belangrijk verschil tussen astma en COPD is de reactie op medicamenten. Bij astma kan de vernauwing van de luchtwegen volledig of voor een belangrijk deel worden tegengegaan door luchtwegverwijdende medicamenten te inhaleren. Die zijn bij COPD veel minder effectief. Datzelfde geldt voor ontstekingsremmers zoals inhalatiecorticosteroïden. Die zijn zeer effectief bij astma, maar doen praktisch niets bij de meeste patiënten met COPD. Daarover meer verderop in dit boekje.
De belangrijkste verschillen tussen astma en COPD zijn samengevat in tabel 1.1. Voor de patiënt zijn deze verschillen niet altijd even duidelijk. Benauwdheidsaanvallen en hoesten komen immers bij beide aandoeningen voor.

Tabel 1.1 Verschillen tussen astma en COPD.

	astma	COPD
belangrijkste risicofactor	allergie	roken
wijze van ontstaan	vernauwing en ontsteking van de wand van de luchtwegen	vernauwing en ontsteking van de wand van de luchtwegen en kapotgaan van longblaasjes
voorkomen	alle leeftijden	meestal boven de 40 jaar
allergieonderzoek	vaak nodig	zelden nodig
longfunctieonderzoek	piekstroommeting of spirometrie	spirometrie
longfunctie	normaal of bijna normaal	blijvend abnormaal
levensverwachting	normaal	meestal verminderd
inhalatiecorticosteroïden	zeer effectief	weinig effectief

1.6 Hoe wordt de diagnose COPD gesteld?

Om de diagnose te kunnen stellen, moet COPD eerst als diagnose worden overwogen. Dat blijkt voor de patiënt en de huisarts vaak nog niet eens zo voor de hand te liggen. Veel patiënten gaan pas laat naar de dokter. Ze hoesten vaak al jaren, weten soms niet beter en gaan ervan uit dat het wel met het roken te maken zal hebben. De kortademigheidsklachten van COPD kennen een zeer sluipend begin en ook daarvan weet de patiënt vaak niet beter. Die past zijn gedrag aan aan de klachten, gaat het rustiger aan doen en ziet af van inspannende bezigheden. Daardoor kan het jaren duren voordat de patiënt naar de huisarts gaat, en dan meestal pas na aandringen van een partner of familielid. Vaak is een luchtweginfectie de eerste aanleiding voor een bezoek aan de dokter, bij wie het kwartje ook niet altijd direct zal vallen. Misschien volstaat de huisarts met een antibioticakuurtje. Misschien vraagt hij wel naar rookgewoontes en klachten en vraagt hij zelfs of in de familie longziekten voorkomen. Eventueel verricht de huisarts lichamelijk onderzoek, maar zet hij niet meteen aanvullend onderzoek in.

Pas als gedacht wordt aan de diagnose COPD en er longfunctieonderzoek wordt verricht, kan duidelijk worden dat er sprake is van COPD.[6] Dat longfunctieonderzoek bestaat uit een blaastest, de zogenaamde spirometrie. Dat is een test waarmee de longinhoud en de doorgankelijkheid van de luchtwegen worden gemeten. Vroeger kon dat alleen plaatsvinden in het longfunctielaboratorium van het ziekenhuis. Tegenwoordig beschikken steeds meer huisartsen zelf over apparatuur voor longfunctieonderzoek (spirometers) en over de deskundigheid om ermee om te gaan. Mede daardoor is het aantal patiënten bij wie de diagnose COPD op de juiste wijze is gesteld de laatste jaren belangrijk gestegen.

Tegenwoordig proberen steeds meer huisartsen COPD actief op te sporen. Dat noemen we screenen. Meestal worden dan rokers opgeroepen om naar de praktijk te komen om een vragenlijst in te vullen en een longfunctieonderzoek te ondergaan. Of dat de moeite loont, is nog maar de vraag. Weliswaar worden op deze manier meer patiënten met COPD opgespoord, maar meestal betreft het dan patiënten met lichte vormen van de ziekte en weinig klachten. Dergelijke patiënten behoeven anders dan stoppen met roken geen speciale behandeling. Omdat eigenlijk iedereen met roken zou moeten stoppen, maakt het vinden van licht COPD bij mensen die daar eigenlijk helemaal geen klachten van hebben voor het beleid dus niet zo heel veel uit.

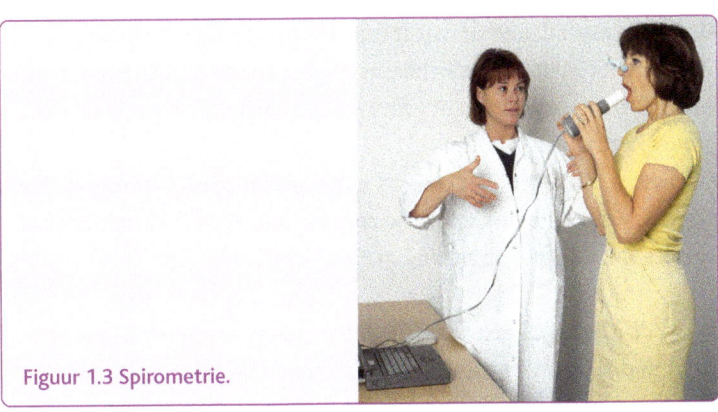

Figuur 1.3 Spirometrie.

In grote lijnen bestaat spirometrie uit het meten van de hoeveelheid lucht die de patiënt maximaal kan uitademen. De patiënt moet eerst zo diep mogelijk inademen en vervolgens zo hard en zo snel mogelijk en volledig in het apparaat uitblazen. Het apparaat bepaalt dan zowel de totale hoeveelheid uitgeademde lucht als de snelheid van de uitademing. Bij luchtwegvernauwing, het belangrijkste verschijnsel bij COPD, is de snelheid van uitademen vertraagd, de luchtwegen zijn immers vernauwd.

Een belangrijke maat is daarbij de zogenaamde éénsecondewaarde of FEV_1. Dat is de hoeveelheid lucht die de patiënt na een volledige inademing in één seconde maximaal kan uitademen. Deze éénsecondewaarde of FEV_1 wordt uitgedrukt als percentage van de voor die individuele patiënt voorspelde normaalwaarde. De afkorting FEV_1 staat voor *forced expiratory volume in 1 second*, in het Nederlands: het geforceerde volume dat in één seconde kan worden uitgeademd.

De voorspelde normaalwaarde is afhankelijk van de lengte, de leeftijd en het geslacht van de patiënt. Mannen hebben van nature een grotere longinhoud dan vrouwen. Boven de leeftijd van 25 jaar zal de longinhoud door de normale veroudering ook een beetje afnemen, maar daarvoor wordt een correctiefactor toegepast.

Ten slotte bepaalt ook de lichaamslengte voor een deel de voorspelde waarde. Dat is logisch want grote mensen hebben nu eenmaal ook grote longen.

De mate waarin de FEV_1 verlaagd is, bepaalt voor een belangrijk deel de ernst van de ziekte COPD. De zogenaamde GOLD-classificatie is er zelfs volledig aan opgehangen.[3] Zie tabel 1.2.

Naast de hierboven genoemde luchtwegvernauwing hebben veel patiënten moeite om volledig uit te ademen. Van belang is om te

Tabel 1.2 Indeling van de ernst van COPD.

GOLD 1 COPD	licht COPD	luchtwegvernauwing met een FEV_1 van meer dan 80% van voorspeld
GOLD 2 COPD	matig COPD	luchtwegvernauwing met een FEV_1 tussen 50 en 80% van voorspeld
GOLD 3 COPD	ernstig COPD	luchtwegvernauwing met een FEV_1 tussen 30 en 50% van voorspeld
GOLD 4 COPD	zeer ernstig COPD	luchtwegvernauwing met een FEV_1 van minder dan 30% van voorspeld

weten dat ook bij gezonde mensen er altijd een beetje lucht in de longen achterblijft. Bij COPD-patiënten is de hoeveelheid lucht die niet kan worden uitgeademd, toegenomen. Er blijft dan te veel lucht achter in de longen, ook als de patiënt maximaal probeert alle lucht uit te ademen. Dat noemt men hyperinflatie.[6] Hyper staat voor te veel en inflatie betekent luchthoudend. Hyperinflatie betekent dus letterlijk: te veel lucht. Bij COPD is het feit dat de longen te veel lucht bevatten het voornaamste probleem en niet dat de longinhoud te klein is. Veel COPD-patiënten hebben zelfs opvallend grote longen, maar ze hebben door de luchtwegvernauwing problemen met snel of volledig uitademen.

1.7 Onderzoek in het ziekenhuis

In het longfunctielaboratorium van het ziekenhuis zijn nog verschillende andere toestellen en technieken beschikbaar om nauwkeuriger te testen hoe de toestand van de longen precies is. Zo kan daar de totale longinhoud worden gemeten, en vooral ook de hoeveelheid lucht die in de longen achterblijft nadat de patiënt heeft geprobeerd volledig uit te ademen. Ook kan onderzoek worden gedaan naar de kwaliteit van de longblaasjes. Dat is vooral van belang als uitgezocht moet worden of en in welke mate de longen zijn aangetast door emfyseem. Bovendien kan door inspanningsonderzoek op de fiets of op de loopband worden bepaald welke inspanning de patiënt kan leveren. Veel patiënten met COPD hebben moeite met lichamelijke inspanning en in het longfunctielaboratorium kan precies worden vastgesteld in welke mate dat het geval is en waar precies de problemen liggen. Dat kan zijn de vernauwing van de luchtwegen of de kwaliteit van de longblaasjes, de spierkracht, de functie van het hart of een combinatie daarvan. Doorgaans wordt bij dergelijk inspanningsonderzoek het zuurstofgehalte in het bloed in de gaten gehouden met een zogenaamde saturatiemeter aan de vinger of aan een oorlel. Een nauwkeuriger manier om het zuurstofgehalte te meten is door onderzoek van bloed uit een slagader. Dat gebeurt via een zogenaamde arteriepunctie in de pols of in de elleboog. Dat kan zowel in rust als tijdens een inspanningsonderzoek.

Röntgenfoto's zijn eigenlijk niet nodig om de diagnose COPD te kunnen stellen. Toch zal bij veel patiënten eens of vaker een foto van de longen worden gemaakt. Dat is dan niet zozeer bedoeld om de diagnose COPD te stellen, maar meer om andere ziekten zoals longkanker uit te sluiten.

Samenvatting

COPD is een veelvoorkomende, langzaam progressieve ziekte van de longen die gepaard gaat met vernauwing van de luchtwegen en meestal ook kapotgaan van de longblaasjes. De belangrijkste oorzaak is roken. Veel patiënten klagen over kortademigheid bij inspanning en over hoesten. De diagnose wordt vooral gesteld met longfunctieonderzoek, de zogenaamde spirometrie.

HOOFDSTUK 2
Hoe ontstaat COPD?

Zoals in hoofdstuk 1 is uitgelegd, wordt COPD vooral veroorzaakt door de inademing van schadelijke stoffen zoals rook. De ziekte ontstaat niet van de ene dag op de andere, maar in een proces van jaren. Het is bekend dat mijnwerkers door de langdurige blootstelling aan mijnstof zogenaamde stoflongen krijgen. Stoflongen is eigenlijk een vorm van COPD. Het woord zelf geeft al aan wat de oorzaak is van die vorm van COPD. Zo wordt ook wel gesproken over rokerslongen bij patiënten die COPD krijgen door de langdurige blootstelling aan sigarettenrook. In de westerse wereld is roken verreweg de belangrijkste oorzaak van COPD, maar in veel Aziatische en Afrikaanse landen is de belangrijkste oorzaak van COPD bij vrouwen de langdurige inademing van rook van het houtvuur waarboven ze koken.

Bij de kleine groep mensen in de westerse wereld die COPD krijgt zonder ooit gerookt te hebben, is er sprake van passief roken (bijvoorbeeld door het roken van de partner), een beroepsexpositie (stoffige beroepsomgeving), blootstelling aan fijnstof door uitlaatgassen van auto's of van een zeldzame erfelijke ziekte (deficiëntie van alfa-1-antitrypsine).

2.1 De oorzaken van COPD

Iemand die blootstaat aan rook kan gaan hoesten of benauwd worden. Dat is geen COPD, maar een directe reactie van het lichaam op de rook. Je zou kunnen zeggen dat het lichaam je waarschuwt voor de schadelijke gevolgen van de rook. Die waarschuwing bestaat uit het samenknijpen van de spiertjes in de longen (bronchusvernauwing), waardoor het gevoel van benauwdheid ontstaat. Zodra je uit de rook bent, ontspannen de spiertjes weer en verdwijnt het gevoel van benauwdheid. Je kunt de signalen van het lichaam negeren en ervoor kiezen om het toch bloot te stellen aan rook. Een mijnwerker heeft zo'n keuze niet: inademen van schadelijke stoffen is in zijn beroep vrijwel onvermijdelijk. Datzelfde geldt voor een vrouw die afhankelijk is van houtvuur voor het klaarmaken van eten. Iemand die rookt, kan besluiten om niet meer te roken, maar de verslavende stoffen die vrijkomen bij het inhaleren van nicotine, maken het moeilijk om daadwerkelijk te stoppen. Op termijn wennen de longen aan de rook, waardoor de hoestprikkel en benauwdheidreactie vaak niet meer direct optreden of minder heftig zijn dan in het begin. De feitelijk schadelijke werking van de rook blijft echter doorgaan, ook als je het niet direct merkt, waardoor op termijn bij veel mensen COPD ontstaat.

Een van de belangrijke kenmerken van COPD is dat het heel geleidelijk ontstaat. De ernst van de ziekte neemt heel langzaam toe. Zo langzaam, dat iemand het zelf nauwelijks merkt. Dat is ook de reden dat mensen beneden de 40 jaar bijna nooit COPD hebben. Je wordt dus pas in een laat stadium gealarmeerd door toenemende klachten. Maar zelfs als de klachten wel merkbaar toenemen, kun je ze nog lange tijd ontkennen door weinig inspanning te verrichten (*zo lang ik niets doe, kan ik alles nog*). De ontkenning wordt nog versterkt doordat rokers eigenlijk niet willen weten dat ze COPD ontwikkelen en de klachten bagatelliseren als een rokershoestje dat wel weer overgaat. Hier komen we nog uitgebreid op terug in hoofdstuk 5.

COPD is niet alleen een ziekte van de longen. Inderdaad beginnen de klachten van COPD, zoals hoesten en benauwdheid, in de longen, maar als de ziekte zich verder ontwikkelt, blijft ze niet beperkt tot de longen. Bij COPD moeten niet alleen de ademhalingsspieren zware arbeid verrichten om de lucht uit te ademen, ook het hart moet extra werken om het bloed rond te pompen en het lichaam van zuurstof te voorzien. Omdat de gasuitwisseling verminderd is, neemt het lichaam minder zuurstof op, waardoor ook het hart zelf minder zuurstof krijgt, terwijl het meer zuurstof nodig heeft. Dit proces leidt op den duur tot uitputting van het hart, ook wel hartfalen genoemd. Terwijl dit ziekteproces doorgaat, zal de patiënt zich steeds minder inspannen, omdat bij elke inspanning benauwdheid ontstaat.
Dit gecombineerd met het feit dat er veel ademarbeid wordt verricht, wat veel energie kost, maakt dat de spiermassa aanzienlijk vermindert. De patiënt komt in een vicieuze cirkel die hem op den duur steeds meer beperkt, terwijl de ziekte zich steeds verder ontwikkelt. De beperking (eigenlijk invalidering van de patiënt) leidt namelijk tot minder bewegen en door minder bewegen neemt de spierzwakte verder toe waardoor de inspanningstolerantie (zie hoofdstuk 1) nog verder afneemt. De enige manier om die vicieuze cirkel te doorbreken is te stoppen met roken en meer te bewegen.
Bewegen helpt overigens bij alle COPD-patiënten, of ze nu roken of niet.

2.2 Wie krijgen mogelijk COPD?

Zoals gezegd ontstaat COPD door langdurige blootstelling van de longen aan schadelijke stoffen (bijvoorbeeld rook). Dat is ook direct het belangrijkste onderscheid met astma. Ook bij astma reageert het lichaam op ingeademde stoffen, maar dit is een directe reactie op stoffen waarvoor het lichaam overgevoelig is (bijvoorbeeld allergenen van huisdieren of pollen die in de lucht zitten). Omdat dit specifieke stoffen zijn, noemen we deze reactie van de longen een specifieke reactie. Bij COPD zijn de stoffen niet specifiek. In rook zitten honderden schadelijke stoffen waarop iedereen meer of minder reageert, daar hoef je niet allergisch voor te zijn.

2.2.1 Roken en COPD

Je hoeft dus niet allergisch te zijn om COPD te krijgen. In feite kan iedereen die maar lang genoeg blootgesteld wordt aan schadelijke stoffen COPD krijgen. Toch klopt dat niet helemaal. Er is al uitgelegd dat niet iedereen die rookt uiteindelijk COPD krijgt. De schattingen zijn dat minimaal een kwart van de mensen die langdurig roken COPD krijgt. Een groot deel van de mensen die roken, krijgt dus geen COPD. Dat betekent dat de ene persoon gevoeliger is voor de ontwikkeling van COPD dan de andere. We weten nog niet hoe dat precies komt. Het lijkt erop dat erfelijke factoren hierbij een rol spelen, maar welke (combinatie van) genen hierbij betrokken zijn, is nog onduidelijk. Dat betekent ook dat we niet kunnen voorspellen wie COPD krijgt als hij of zij rookt. In principe loopt iedereen die rookt dat risico. Wel is er een bepaalde groep mensen van wie we bijna zeker weten dat ze COPD hebben of krijgen. Dat zijn de astmapatiënten die ook roken. Deze patiënten zijn per definitie gevoelig voor rook en zullen bijna altijd COPD ontwikkelen als ze flink roken. Astmapatiënten zijn daarbij ook zeer gevoelig voor passief roken. Astmapatiënten die samenleven met huisgenoten die ook binnenshuis roken, zullen zeer waarschijnlijk COPD ontwikkelen. Dit is een erg belangrijke reden om astmapatiënten niet mee te laten roken.

Rokers krijgen niet per definitie COPD, maar omgekeerd is het wel zo, dat minimaal 95% van de COPD-patiënten in Nederland (en andere westerse landen) rookt of gerookt heeft. Duidelijk is dat roken de belangrijkste oorzaak is van COPD in Nederland (en in de meeste andere landen van de wereld). Stoppen met roken is dus zeer belangrijk om COPD te voorkomen of om de voortgang van COPD tegen te gaan. Echter, doordat een belangrijk deel van de rokers geen COPD ontwikkelt, geeft lang niet elke roker stoppen met roken een hoge urgentie. Iedereen kent voorbeelden in zijn directe omgeving van rokers die heel oud zijn. Er zijn, los van COPD, echter heel veel redenen om te stoppen met roken. Er zijn meer dan tachtig ziekten die direct of indirect verband houden met roken. Ongeveer de helft van de mensen die roken, gaat dood aan een ziekte die gerelateerd is aan roken. Hiermee is roken de belangrijkste vermijdbare doodsoorzaak die er is. Er is dus nooit een geldig excuus om niet te proberen om met roken te stoppen. Stoppen met roken is sowieso het allerbelangrijkste advies aan patiënten met COPD. Stoppen met roken is overigens makkelijker gezegd dan gedaan. Daarom komen we nog uitgebreid terug op dit onderwerp in hoofdstuk 5.

Figuur 2.1 illustreert duidelijk wat het effect is van stoppen met roken op de longfunctie. De longfunctie is een maat voor de uitademingscapaciteit van de longen (zie hoofdstuk 1). De figuur toont dat de longfunctie bij iedereen na het twintigste levensjaar langzaam daalt. Deze daling is veel sterker wanneer iemand rookt. Zodra iemand stopt met roken wordt de daling weer vergelijkbaar met de

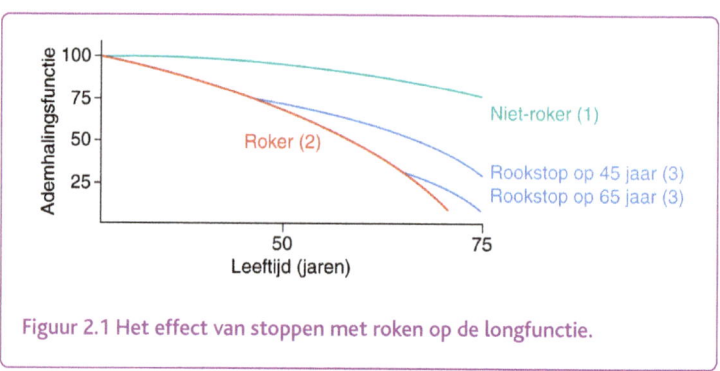

Figuur 2.1 Het effect van stoppen met roken op de longfunctie.

daling van personen die nooit gerookt hebben. Op oudere leeftijd is daarom meer longfunctie behouden gebleven bij die personen die eerder gestopt zijn met roken. Hoe eerder men stopt, hoe beter het dus is.

2.2.2 COPD bij niet-rokers

Bij de kleine groep mensen die COPD krijgt zonder ooit gerookt te hebben, is er sprake van passief roken (bijvoorbeeld door het roken van de partner), een beroepsexpositie (stoffige beroepsomgeving), blootstelling aan fijnstof door uitlaatgassen van auto's of van een zeldzame erfelijke ziekte (deficiëntie van alfa-1-antitrypsine).
We zullen deze verschillende mogelijkheden hieronder behandelen.

Passief roken
Passief roken is de blootstelling aan uitgeademde sigarettenrook, waarbij rook wordt ingeademd zonder dat men zelf actief rookt. Tot voor kort besefte men niet hoe schadelijk dit is. Enkele jaren geleden heeft de Gezondheidsraad in een advies aan de minister overtuigend aangetoond dat passief roken bijzonder schadelijk is. Het rookverbod in de horeca is mede gebaseerd op dit advies.

Weliswaar is de concentratie van schadelijke stoffen lager bij passief dan bij actief roken, maar toch kan passief roken aanzienlijke schade toebrengen aan personen die er gevoelig voor zijn. Vooral mensen die jarenlang de sigarettenrook van anderen inademen (bijvoorbeeld doordat een huisgenoot in huis rookt), lopen het risico COPD te ontwikkelen. Het is dus belangrijk om elke vorm van passief roken te vermijden. Vooral als er gerookt wordt in kleine ruimten (bijvoorbeeld de auto of een huiskamer die niet geventileerd wordt) krijgt men een aanzienlijke hoeveelheid rook binnen zonder zelf te roken.

Beroepsexpositie
Bij een beroepsexpositie moeten we onderscheid maken tussen stoffen die een allergie veroorzaken (specifieke stoffen) en stoffen die geen allergie veroorzaken (niet-specifieke stoffen). Stoffen die een allergie veroorzaken, komen voor bij bepaalde beroepen (bijvoorbeeld meelallergie bij bakkers en proefdierallergie bij verzorgers van proefdieren) of bij bepaalde hobby's (bijvoorbeeld duivenmelkerlong bij duivenhouders) en kunnen leiden tot astmatische verschijnselen. Zodra de expositie of blootstelling aan die specifieke stoffen verdwijnt, zijn de astmatische verschijnselen (benauwdheid, piepen en dergelijke) weg.
Bij chronische blootstelling aan niet-specifieke stoffen kan COPD ontstaan zonder dat de persoon rookt. Een bekend voorbeeld zijn de al genoemde stoflongen van een mijnwerker die continu blootgesteld wordt aan fijnstof dat in de lucht van mijngangen zweeft. Ook in bijvoorbeeld autospuiterijen en houtzagerijen kan de blootstelling aan fijnstof zeer hoog zijn als er geen goede luchtafzuiging is of als er niet met adequate mondkapjes gewerkt wordt.

Fijnstof
De laatste jaren wordt steeds meer bekend over de gevolgen van blootstelling aan fijnstof dat vrijkomt bij de uitstoot van uitlaatgassen van auto's en vooral vrachtauto's. Vooral de uitstoot van roetdeeltjes van dieseluitlaatgas is zeer schadelijk. Sinds enige jaren zijn er daarom normen opgesteld waar de lokale, provinciale en landelijke overheid zich aan dienen te houden als het gaat om de uitbreiding van het wegennet of van bouwprojecten langs wegen. Deze normen zijn recent in Europees verband aangescherpt omdat steeds duidelijker wordt dat bepaalde bestanddelen van fijnstof bijzonder schadelijk zijn. Er zijn ook bestanddelen van fijnstof die niet of nauwelijks schadelijk zijn. Zo draagt bijvoorbeeld zeezout sterk bij aan de concentratie fijnstof op de Waddeneilanden. Zeezout is echter niet schadelijk voor de longen.
De schadelijkste fijnstofdeeltjes zijn de kleinste deeltjes en de deeltjes die ontstekingen veroorzaken. Kleine deeltjes komen veel dieper in de longen bij inademing dan grote deeltjes, die makkelijk neerslaan op de wanden van de grotere luchtwegen. Zoals in hoofdstuk 1 is uitgelegd, vervoeren de trilhaartjes in de grotere luchtwegen de deeltjes die neergeslagen zijn weer naar de keel terug, waar ze vervolgens opgehoest worden. De kleine deeltjes slaan vaak pas neer diep in de longen, waar er geen trilharen meer zijn. Daar blijven deze ultrafijne deeltjes dus zitten en kunnen veel meer kwaad doen. Vooral de roetdeeltjes die vrijkomen bij verbrandingsprocessen kunnen ontstekingen veroorzaken in de longen. Ook roetdeeltjes die vrijkomen bij industriële verbranding (bijvoorbeeld bij vuilverbranders) zijn zeer schadelijk.

Erfelijke ziekte
Ten slotte is er een zeldzame erfelijke ziekte die COPD veroorzaakt (alfa-1-antitrypsinedeficiëntie). Slechts 4 op de 10.000 mensen

hebben deze ziekte. Alfa-1-antitrypsine is een eiwit dat ons lichaam beschermt tegen bepaalde enzymen. Dit eiwit wordt in de lever gemaakt. Bij alfa-1-antitrypsinedeficiëntie zit er te weinig van dit eiwit in het bloed. Daardoor ontstaat er onvoldoende bescherming tegen de enzymen en kan het longweefsels beschadigd raken. Omdat de ziekte een zogenaamde monogenetische afwijking is (dat wil zeggen dat er maar één gen bij betrokken is), is het relatief goed voorspelbaar wie een kans heeft deze ziekte te ontwikkelen. Minimaal een van de ouders heeft de ziekte ook en al op relatief jonge leeftijd worden de COPD-klachten zichtbaar.

Zoals gezegd is het aantal personen dat COPD ontwikkelt waar (actief of passief) roken geen rol bij speelt heel gering in Nederland. Mijnen zijn er allang niet meer in Nederland en door de verbeterde arbeidsomstandigheden in bijvoorbeeld autospuiterijen en houtzagerijen is dit percentage nog verder afgenomen. Hooguit 5% van alle patiënten heeft COPD ontwikkeld zonder dat roken daarbij een rol speelde. Dat wil niet zeggen dat het niet belangrijk is om de uitstoot van fijnstof verder te verminderen, bijvoorbeeld door dieselfilters aan te brengen, maar het laat opnieuw zien dat stoppen met roken verreweg de belangrijkste maatregel is om het aantal patiënten met de COPD terug te dringen en om te voorkomen dat de ziekte zich verder ontwikkelt bij patiënten die al COPD hebben.

2.3 Welke invloed heeft de omgeving op het ontstaan van COPD?

Uit bovenstaande blijkt al dat de werkomgeving en de sociale omgeving een belangrijke rol spelen in het ontstaan en het verergeren van COPD. De belangrijkste oorzaak van COPD, roken, wordt sterk beïnvloed door de omgeving. Dat geldt zeker voor passief roken in de werkomgeving. Sinds enige jaren is er sprake van een rookverbod op de werkplek. Het rookverbod geldt inmiddels ook voor horecagelegenheden. Hoewel dit werd aangevochten vanuit de redenering dat de klant zelf moet kunnen bepalen of hij op deze plaatsen al dan niet rookt. De wetgever vindt echter dat het personeel in deze gelegenheden ook recht heeft op een rookvrije omgeving en verbiedt daarom ook roken in cafés, restaurants en dergelijke. De regelgeving is erop gericht de blootstelling aan rook door passief roken te verminderen, maar alles wijst erop dat ook het actief roken erdoor vermindert. Zo neemt in de landen waar het rookverbod al langer is ingevoerd niet alleen het aantal hartinfarcten af bij mensen die passief blootgesteld worden aan rook maar ook bij rokers zelf.

In de media is veel aandacht gegeven aan de vrijheidsbeperking die het rookverbod in de horeca met zich meebrengt. De weerstand tegen deze regelgeving is groter dan die tegen het rookverbod op de werkplaats. Kennelijk voelt men zich als horecabezoeker meer in zijn vrijheid beknot dan als werknemer of gebruiker van de openbare ruimte. Het draagvlak voor een verdere regelgeving om roken te verbieden in de sociale omgeving is helaas (nog) niet zo groot in Nederland. In andere landen (bijvoorbeeld in Australië) gaat men veel verder, bijvoorbeeld door roken in de auto te verbieden als er kinderen in zitten. Er geldt zelfs een rookverbod in de openlucht als daar veel mensen samenkomen (bijvoorbeeld op het strand).

Behalve de kortetermijneffecten op de gezondheid van (potentiële) COPD-patiënten zijn er ook langetermijneffecten aangetoond van de toenemende regelgeving. Door de voortdurende confrontatie met buiten roken tijdens het werk en het verbod op rookreclame is roken in veel landen steeds minder populair en is het imago in de loop der jaren veranderd van stoer naar zielig. Waarschijnlijk heeft dit

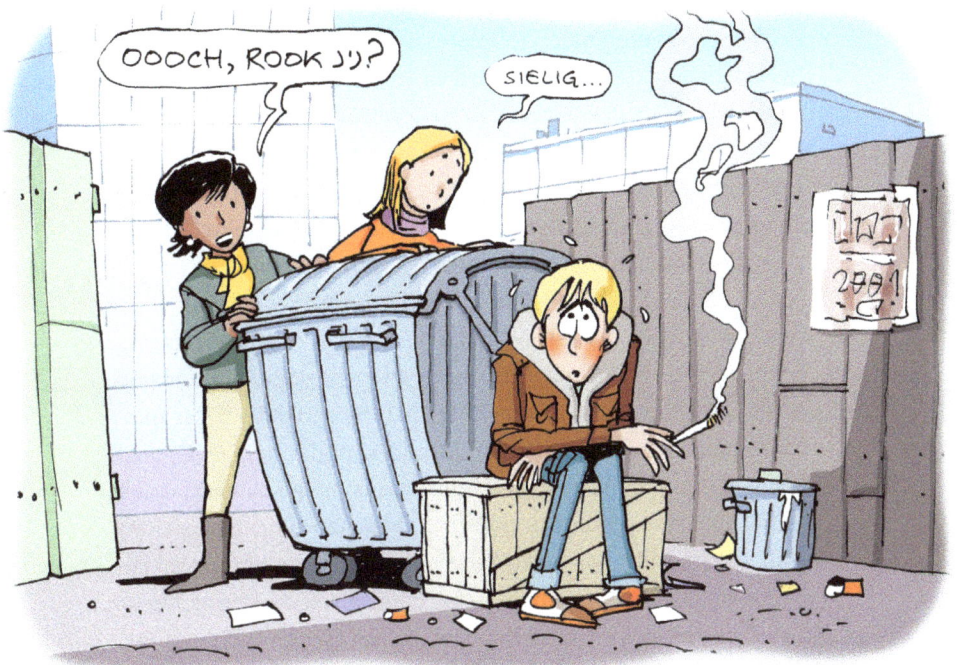

imagoverlies op termijn een enorme impact op jongeren. Jongeren worden nu eenmaal meer gemotiveerd door het directe verlies aan imago dan door gezondheidsargumenten op de lange termijn.
Voor alle niet-rookgerelateerde factoren die het ontstaan van COPD bevorderen, zijn er de laatste tientallen jaren enorme verbeteringen bereikt in de werkomgeving. Luchtafvoer en filtering en adequate mondkapjes zijn verplicht in de huidige arbowetgeving. Dit heeft grote gevolgen voor de blootstelling aan fijnstof in de werkomgeving. Gerichte controle door de arbeidsinspectie op de naleving van regelgeving blijft echter wel noodzakelijk.

De blootstelling aan fijnstof door uitstoot van uitlaatgassen is aanmerkelijk verminderd de laatste jaren. De dichtbevolkte gebieden in Nederland (vooral de Randstad en Zuid-Limburg) behoren nog steeds wel tot de meest vervuilde gebieden in de wereld als het gaat om fijnstof, maar de maatregelen die al genomen zijn, beginnen steeds meer vruchten af te werpen. Verbetering van roetfilters, ondertunneling van drukke verkeerswegen door dichtbevolkte gebieden, stimulering van alternatieven voor benzine en diesel, zoals LPG, aardgas en elektriciteit, zullen deze ontwikkeling verder positief beïnvloeden. Omdat fijnstof niet zichtbaar is met het blote oog blijft aandacht voor dit onderwerp geboden. Fijnstof is een onzichtbare killer. Men schat dat in Nederland per jaar zo'n 18000 personen vroegtijdig overlijden (waaronder aan COPD) door blootstelling aan fijnstof. Dit is bijna 25 keer hoger dan het jaarlijkse aantal dodelijke verkeersslachtoffers. Overigens moet men zich wel realiseren dat alle niet-rookgerelateerde factoren in het niet vallen bij rookgerelateerde factoren die het ontstaan en de verergering van COPD bewerkstelligen. De blootstelling aan fijnstof kan dus nooit een excuus zijn om door te blijven roken.

Samenvatting

Verreweg de belangrijkste oorzaak van COPD in Nederland is roken. Ongeveer 95% van alle mensen die COPD krijgen, rookt of heeft gerookt. De belangrijkste maatregel die men kan nemen om de ontwikkeling van COPD te voorkomen of te vertragen is dus stoppen met roken en ook passief roken zoveel mogelijk uit te sluiten. Andere oorzaken van COPD zijn blootstelling aan fijnstof in de werkomgeving of in de woonomgeving (industriële uitstoot, verkeersuitstoot). Blootstelling aan rook en fijnstof in de werkomgeving is aanmerkelijk verminderd door effectieve wet- en regelgeving. Blootstelling aan fijnstof in de woonomgeving is weliswaar verminderd, maar draagt nog steeds bij aan de sterfte ten gevolge van COPD.

HOOFDSTUK 3
Wat staat me te wachten?

COPD geldt in het algemeen als een progressieve ziekte. Dat wil zeggen dat bij de meeste patiënten de ziekte erger wordt. Of en hoe snel dat gebeurt, valt doorgaans moeilijk te voorspellen. Dat hangt af van een groot aantal factoren. Ook is van belang in welk stadium de ziekte is op het moment dat de diagnose wordt gesteld en de leeftijd van de patiënt op het moment dat de diagnose wordt gesteld. In dit hoofdstuk gaan we nader in op hoe de ziekte zich in de loop van jaren kan ontwikkelen en de factoren die daarop van invloed zijn.

3.1 Beloop van de ziekte op de korte termijn

Bij veel patiënten komt de ziekte aan het licht als de patiënt juist een luchtweginfectie heeft doorgemaakt. Dat is namelijk voor veel huisartsen de aanleiding om nader onderzoek te verrichten, bijvoorbeeld in de vorm van spirometrie. De meeste patiënten met een luchtweginfectie hoesten meer, geven meer en vaak ook gekleurd slijm op en zijn kortademig. Het valt te verwachten dat die klachten minder worden als de verschijnselen van de luchtweginfectie verdwijnen. Dat kan het gevolg zijn van de behandeling van de luchtweginfectie, maar het kan ook beter gaan zonder dat daarvoor een behandeling, bijvoorbeeld met antibiotica, werd gegeven. Daarna kan COPD weer voor korte of langere tijd een stabiel verloop hebben met, afhankelijk van het stadium van de ziekte, meer of minder klachten of beperkingen. Die beperkingen kunnen bestaan uit moeite met sporten en in een later stadium ook moeite met dagelijkse inspanningen als traplopen, boodschappen doen, huishoudelijke werkzaamheden, aan- en uitkleden en dergelijke. Dat begint allemaal heel geleidelijk. Wat ooit vanzelf ging, gaat meer moeite kosten. Bovenaan de trap even uithijgen, wandelen in een rustiger tempo dan vroeger of liever niet praten tijdens het wandelen, eerder kortademig zijn bij tegen de wind in fietsen enzovoort.

Veel mensen gaan dergelijke lichamelijke inspanningen vervolgens vermijden om te voorkomen dat ze kortademig worden en dat is nou juist niet verstandig. Immers, daardoor neemt de lichamelijke conditie alleen maar verder af en ontstaan de klachten steeds sneller. Mensen die geen COPD hebben, zijn met een slechte conditie ook sneller kortademig bij inspanning dan mensen met een goede conditie.

Ook wanneer er geen nieuwe luchtweginfecties optreden, kunnen klachten van hoesten, slijm opgeven en kortademigheid in de loop van de jaren een beetje toenemen. Op de korte termijn zal de patiënt daarvan niet zo heel veel merken. Ook de andere klachten die het gevolg kunnen zijn van COPD, zullen op de korte termijn niet zo heel veel veranderen. Immers, COPD is vrijwel altijd heel langzaam progressief. Dat is juist de reden dat het bij veel patiënten nauwelijks opvalt dat er een probleem is en ook dat veel patiënten of familieleden pas laat aan de bel trekken. Het hoort erbij als je ouder wordt en wat wil je als je rookt. Toch zijn dergelijke klachten niet onschuldig en verdient het aanbeveling ervoor naar de dokter te gaan.

In geval van een nieuwe luchtweginfectie ontstaan opnieuw de klachten van meer hoesten, meer en vaak gekleurd slijm opgeven en kortademigheid.

3.2 Beloop van de ziekte op de lange termijn

Bijna altijd wordt COPD in de loop van de jaren erger. Dat geldt zowel voor de gestoorde longfunctie als voor de klachten die de patiënt ervaart. Dat kan zich uiten in meer hoesten maar vooral in toenemende kortademigheid. Meestal zijn patiënten in rust niet benauwd maar alleen bij inspanning. In een vroeg stadium van de ziekte is dat alleen bij grotere inspanningen zoals sporten, bergop fietsen, snel de trap oplopen of rennen. Heel geleidelijk zullen dergelijke klachten enigszins toenemen. Omdat ouder worden op zichzelf al een zekere toename van klachten met zich meebrengt, zullen veel COPD-patiënten de klachten niet eens als uitzonderlijk of verontrustend herkennen. Toch zijn ze in vergelijking met gezonde leeftijdsgenoten bij gewone dagelijkse bezigheden als wandelen merkbaar sneller kortademig, moeten ze wat langzamer lopen of niet praten tijdens het lopen. Omdat kortademigheid nu eenmaal een onaangenaam gevoel is, zullen patiënten daarom proberen zwaardere inspanningen of bezigheden die kortademigheid kunnen uitlokken uit de weg te gaan. Daardoor worden ze steeds minder actief. Dat is begrijpelijk maar eigenlijk ongewenst. Immers, lichaamsbeweging is voor iedereen belangrijk, zeker voor COPD-patiënten, zoals we verderop in dit boekje zullen toelichten.

3.2.1 Progressief beloop

Dat de klachten van de longen met de jaren toenemen, hangt samen met het feit dat longfunctiestoornissen doorgaans progressief zijn. Bij patiënten bij wie het longfunctieonderzoek na verloop van tijd

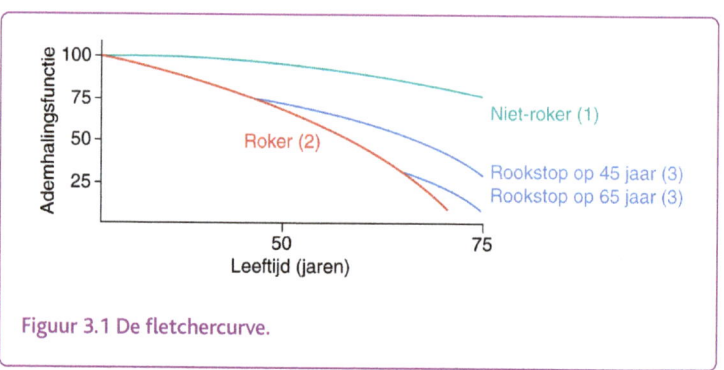

Figuur 3.1 De fletchercurve.

wordt herhaald, blijkt dat de ernst van de luchtwegvernauwing toeneemt. In figuur 3.1 wordt het beloop van de ademhalings- of longfunctie met het vorderen van de leeftijd in de zogenaamde fletchercurve grafisch weergegeven.

Rond de leeftijd van 25 jaar is de longinhoud doorgaans het grootst. In de figuur is de longinhoud op 25-jarige leeftijd op 100 gesteld. Daarna gaat de longinhoud geleidelijk achteruit. Dat gebeurt bij iedereen. Curve 1 toont die achteruitgang bij iemand die niet rookt. Curve 2 toont het verloop van de longfunctie bij iemand die blijft roken. Duidelijk is te zien dat de longfunctie dan veel sneller achteruitgaat dan bij de niet-roker. Ook is in figuur 3.1 te zien wat er gebeurt als iemand op de leeftijd van 45 of van 65 jaar stopt met roken. In de loop van de jaren is de longinhoud, bijvoorbeeld de één-secondewaarde, bij rokers versneld achteruitgegaan. Vanaf het moment dat ze stoppen met roken, gaat de één-secondewaarde minder snel achteruit. De fletchercurve laat ook zien dat het belangrijk is om vroeg met roken te stoppen. Tussen 45 en 65 jaar gaat bij de roker een flink stuk longfunctie verloren. Dat verlies wordt nadien niet meer goed gemaakt. Het toont eens te meer:

stuk is stuk bij COPD! Veel huisartsen en praktijkondersteuners gebruiken de fletchercurve om COPD-patiënten uit te leggen hoe de ziekte verloopt en om rokers ervan te overtuigen dat het belangrijk is tijdig te stoppen met roken.

Naast de verslechtering van de één-secondewaarde zie je vaak dat bij rokers met het vorderen der jaren na maximale uitademing steeds meer lucht in de longen achterblijft (de zogenaamde hyperinflatie) en dat de schade aan de longblaasjes toeneemt. Daardoor wordt zowel de ademhaling als de uitwisseling van zuurstof en koolzuurgas gaandeweg verder bemoeilijkt. Dat alles is met herhaald longfunctieonderzoek aan te tonen. Uiteindelijk kan de longfunctie zodanig verslechteren, dat de longen geen kans meer zien om voldoende zuurstof op te nemen en/of koolzuurgas uit het lichaam te verwijderen. Dat wordt respiratoire insufficiëntie genoemd. Respiratoir betekent: betrekking hebbend op de ademhaling of respiratie. Insufficiëntie wil zeggen: tekortschietend, onvoldoende. Respiratoire insufficiëntie is vast te stellen door de zuurstofverzadiging in het bloed te meten of door de bloedgassen (zuurstof en koolzuur) in slagaderlijk bloed te bepalen. De zuurstofverzadiging is eenvoudig aan de vinger of aan een oorlel te meten met een zogenaamde saturatiemeter. Steeds meer huisartsen beschikken over een eigen saturatiemeter. Voor het bepalen van de bloedgassen in slagaderlijk bloed dient een zogenaamde arteriepunctie (arterie = slagader, punctie = prik) te geschieden. Dat dient in het ziekenhuis te gebeuren na verwijzing naar de longarts. In de meeste gevallen wordt de patiënt voor dergelijk aanvullend onderzoek naar de longarts verwezen als de longfunctie gedaald is beneden de 50% van de voor die individuele patiënt op grond van leeftijd, lengte en geslacht voorspelde waarde.

3.2.2 Hoe snel verloopt de ziekte?

Hoe snel de ziekte verloopt, verschilt van patiënt tot patiënt en is moeilijk te voorspellen. Bij de ene patiënt blijft de aandoening jaren achtereen min of meer stabiel, maar bij anderen is al binnen een paar jaar een verdere achteruitgang te bemerken. Bij mensen die blijven roken, gaat de achteruitgang zeker sneller en ook bij mensen die bij de pakken neerzitten, gaan de conditie en de gezondheidstoestand sneller achteruit en treden kortademigheidsklachten steeds eerder op.

In de loop van de ziekte COPD kan het hart te lijden krijgen onder de zich ontwikkelende afwijkingen in de longen. Door het kapotgaan van longblaasjes (emfyseem) gaan ook de kleine bloedvaatjes in de wand van de longblaasjes kapot. Daardoor neemt de weerstand van het bloedvatstelsel in de longen toe. Het bloed dat vanuit het hart door de longen wordt gepompt, moet immers door een kleiner aantal vaatjes (capillairen) stromen, waardoor de weerstand in het vaatbed in de longen toeneemt. Het hart moet het bloed tegen deze grotere weerstand in rondpompen. Bovendien stijgt de weerstand in het vaatbed in de longen ook als het zuurstofgehalte in de longblaasjes daalt. Dat komt omdat de bloedvaatjes in de wand van de longblaasjes vernauwen als er in die longblaasjes onvoldoende zuurstof aanwezig is. Door de vernauwing van die bloedvaatjes stijgt de weerstand weer verder, wat tot gevolg heeft dat het hart het bloed tegen een nog weer hogere weerstand in door de longen moet pompen. Op den duur kan het hart hierdoor overbelast raken. Dat gebeurt vooral als de ziekte verergert.

Een belangrijke taak van de ademhaling is zuurstof naar binnen halen. Bij ernstig COPD kan de ademhaling in dat opzicht tekortschieten, waardoor het hart overbelast raakt. Dat noemen we cor pulmonale (cor = hart, pulmonale = door de longen). Letterlijk dus een hartstoornis als gevolg van longfalen. Dat uit zich onder meer in voeten die in de loop van de dag dik worden door vochtophoping (stuwing).

Of en hoe snel de longfunctiestoornissen zullen verergeren, valt moeilijk te voorspellen. Als de patiënt doorgaat met roken, zullen de longfunctiestoornissen beslist toenemen. Maar zelfs als de patiënt stopt met roken, zal de longfunctie toch verder achteruitgaan, zij het minder snel. Bovendien blijkt dat de leeftijd waarop de ziekte wordt vastgesteld ook van invloed is. Hoe jonger de patiënt is op het moment dat de diagnose COPD wordt gesteld, des te sneller zal vaak de longfunctie achteruitgaan. Jammer genoeg zijn er geen medicamenten die de achteruitgang van de longfunctie kunnen stopzetten of zelfs maar afremmen. Het enige wat zeker helpt, is stoppen met roken. Verder kunnen sommige medicamenten helpen om de kans op ernstige exacerbaties te verkleinen. Exacerbaties zijn tijdelijke verergeringen van de ziekte, meestal als gevolg van een infectie met een virus of een bacterie.

3.2.3 Bijkomende verschijnselen

Naast de stoornissen in de longfunctie en de ermee gepaard gaande klachten van kortademigheid, kunnen er met de jaren ook andere verschijnselen ontstaan of verergeren. Ten gevolge van de afnemende lichamelijke activiteit en de ontstekingsverschijnselen in de longen kunnen omvang en kracht van de spieren van bijvoorbeeld de benen afnemen. Dat op zich maakt het voor de patiënt extra moeilijk om in beweging te blijven. Veel patiënten zullen het daardoor extra rustig aan gaan doen. Uiteindelijk werkt dat averechts.

Aangetoond is dat lichaamsbeweging de achteruitgang van de longfunctie kan afremmen en dat rokers die voldoende lichaamsbeweging hebben, minder last hebben van een verslechterende longfunctie. Het lijkt erop dat te weinig lichaamsbeweging niet alleen het gevolg is van COPD, maar dat te weinig lichaamsbeweging COPD zelfs in zekere zin kan veroorzaken of verergeren.

Bij veel patiënten met COPD ontstaat in de loop van de tijd een zekere mate van botontkalking, osteoporose. Die osteoporose kan bij COPD het gevolg zijn van het roken, van de ontstekingsverschijnselen in de longen, van langdurig gebruik van ontstekingsremmers als prednisolon, van een tekort aan kalk en/of vitamine D in de voeding van te weinig lichaamsbeweging, of van een combinatie van deze factoren.

Veel patiënten met COPD, vooral patiënten met veel emfyseem, zie je in de loop van de ziekte vermageren. Een mogelijke verklaring daarvoor is verminderde eetlust ten gevolge van kortademigheidsklachten. Een andere mogelijke verklaring is dat de energiebehoefte van COPD-patiënten toeneemt. Als de patiënt niet meer gaat eten om aan die toegenomen behoefte te voldoen, resulteert dat in een afname van het lichaamsgewicht. Het is meestal een ongunstig teken als patiënten met COPD onbedoeld afvallen.

Bij het vergeren van de ziekte COPD hoort ook een stijging van het aantal luchtweginfecties. Wanneer die infecties gepaard gaan met een toename van de kortademigheidsklachten, meer hoesten of opgeven van meer of gekleurd sputum, spreken we van een exacerbatie of opstoot. Inderdaad zien we bij ernstiger COPD vaker van dergelijke exacerbaties, die bovendien heftiger kunnen verlopen. Een ernstige exacerbatie kan zelfs een reden zijn om de patiënt in het ziekenhuis op te nemen voor bewaking en behandeling.
Ten slotte vind je bij COPD vaker psychische verschijnselen van angst, spanning, en depressie dan bij gezonde mensen van vergelijkbare leeftijd. Ook deze verschijnselen kunnen in de loop van de tijd bij COPD-patiënten erger worden. Van alle chronische ziekten is COPD de ziekte die het meest gepaard gaat met depressie. Dat uit zich bijvoorbeeld in minder succes bij pogingen om met roken te stoppen en in minder trouw de adviezen van zorgverleners opvolgen.

Veel patiënten raken door hun almaar toenemende beperkingen in een steeds groter sociaal isolement, verliezen hun sociale contacten en komen niet meer toe aan sport of hobby's. Angst voor kortademigheid, angst voor het verliezen van sociale contacten, angst om dood te gaan of om te stikken en onbegrip van partner, familie of vrienden kunnen ook een steeds grotere rol gaan spelen.

3.2.4 Wat betekent dat op termijn?

Door al deze mogelijke verschijnselen kan de algemene toestand van de patiënt zich ongunstig ontwikkelen. Patiënten stuiten op steeds meer lichamelijke beperkingen, waardoor het moeilijker wordt om lichamelijk actief te blijven, om te sporten, om de activiteiten van het dagelijkse leven te blijven doen en zelfredzaam te blijven. In die gevallen kan het helpen als de patiënt revalideert bij een fysiotherapeut of in een gespecialiseerd revalidatiecentrum. Natuurlijk wordt iedereen met het stijgen der jaren minder actief en zeker geldt dat ook voor patiënten met andere chronische aandoeningen, zoals hartfalen en suikerziekte. Bij patiënten met COPD zullen die beperkingen zich alleen sneller ontwikkelen dan bij gezonde leeftijdgenoten.

De lichamelijke activiteit kan uiteindelijk zo ver verminderen dat de patiënt praktisch gesproken aan stoel of bed is gebonden. Hij is dan afhankelijk van anderen voor bijvoorbeeld zijn lichamelijke verzorging, het huishouden, de boodschappen en dergelijke.

Bij verder voortschrijden van de ziekte kan het nodig zijn om meer medicijnen te gaan gebruiken: meer van hetzelfde middel of extra medicijnen. Ook kan in het verloop van de ziekte een tekort aan zuurstof ontstaan in het bloed. Dat kan het noodzakelijk maken om extra zuurstof te gaan gebruiken via een slangetje in de neus. Dit laatste geldt overigens alleen voor een kleine minderheid van de patiënten. Naar schatting 3% van de COPD-patiënten verkeert in

GOLD-stadium 4 (zie tabel 1.2) en is afhankelijk van de toediening van zuurstof. Bij de meeste COPD-patiënten komt het zover niet, omdat ze tot op hoge leeftijd toch een normaal zuurstofgehalte in het bloed houden, of omdat ze eerder aan een andere aandoening komen te overlijden.

Als het aantal luchtweginfecties toeneemt of als luchtweginfecties ernstiger gaan verlopen, we spreken dan van een exacerbatie, kan het nodig zijn om de patiënt in het ziekenhuis op te nemen. Natuurlijk zijn er grote verschillen in het beloop van de ziekte. Er zijn patiënten die met een ernstige longfunctiestoornis toch lang zelfstandig en actief blijven, en er zijn patiënten die sneller in de problemen komen. Er zijn patiënten bij wie de ziekte heel lang stabiel blijft, en er zijn patiënten bij wie de achteruitgang veel sneller gaat. Vooraf is dat nauwelijks te voorspellen. De leeftijd waarop de ziekte zich manifesteert, lijkt wel van belang en dat is ook logisch. Licht COPD op jongere leeftijd voorspelt een mogelijk probleem in de komende jaren. Licht COPD op hoge leeftijd is hinderlijk, maar het is waarschijnlijk dat de patiënt eerder aan een andere aandoening zal overlijden dan aan COPD.

Overigens overlijden lang niet alle COPD-patiënten aan hun COPD. Je zou kunnen zeggen dat de meeste COPD-patiënten overlijden met COPD, niet aan COPD. Het hebben van meerdere aandoeningen tegelijkertijd noemen we comorbiditeit (co- wil zeggen: samengaand en morbiditeit is een ander woord voor ziekte). Comorbiditeit is dus een mooi woord voor samengaande ziekten. Veel patiënten met COPD vertonen comorbiditeit. Ziekten van het hart, zoals hartfalen of vernauwde kransslagaders, en andere vaataandoeningen komen vaak voor samen met COPD en datzelfde geldt voor bijvoorbeeld suikerziekte, longkanker of depressie. Volgens een opgave van het RIVM (Rijksinstituut voor Volksgezondheid en Milieu) uit september 2009 heeft ruim 15% van de COPD-patiënten ook vernauwde kransslagaders van het hart.[1] Meer dan 12% heeft naast COPD ook suikerziekte en eveneens ruim 12% lijdt aan hartfalen. Daarnaast heeft meer dan 20% van de COPD-patiënten last van eczeem.

De uiteindelijke doodsoorzaak van een patiënt met COPD kan dus bijvoorbeeld een hartaanval zijn of longkanker. Ook longontstekingen veroorzaakt door bacteriën zoals de pneumokok, de zogenaamde pneumokokkenpneumonie, komen meer voor bij patiënten met COPD. Zo'n pneumokokkenpneumonie of een echte griep veroorzaakt door het influenzavirus kan bij de oudere COPD-patiënt zelfs fataal verlopen.

3.3 De laatste fase

Hoewel veel patiënten met COPD misschien helemaal niet willen weten wat hen allemaal nog te wachten staat, is het toch goed om even stil te staan bij wat er kan gebeuren als de ziekte in het laatste stadium komt.

Het is lang niet altijd zo, dat gezondheidsproblemen die op latere leeftijd spelen bij patiënten met COPD samenhangen met de ziekte. Immers, veel patiënten krijgen op latere leeftijd ook met andere ziekten en ongemakken te maken. Ook sterven veel patiënten met COPD aan een andere aandoening, bijvoorbeeld aan kanker, hart- en vaatziekten of een longontsteking.

In geval van ernstig COPD kunnen uiteindelijk de kortademigheidsklachten ook al in rust bestaan, of tijdens zeer geringe inspanningen zoals aan- en uitkleden. Lopen kan dan zelfs met een rollator een onmogelijke opgaaf worden. De patiënt kan steeds verder geïnvalideerd raken en mogelijk zelfs in de rolstoel belanden of aan het bed gekluisterd raken. Bij voortschrijden van de ziekte kan een tekort aan zuurstof optreden, waardoor het noodzakelijk wordt om via een

slangetje of brilletje zuurstof toe te dienen. De eetlust kan (verder) afnemen waardoor gewichtsverlies en ondergewicht kunnen optreden en verlies aan spiermassa, met name ook van de ademhalingsspieren. Daardoor wordt het nog weer moeilijker om adem te halen of om andere lichamelijke inspanningen te leveren.
Ook kunnen met het verergeren van de ziekte psychische stoornissen als angst en depressie op de voorgrond treden, waardoor de lust om verder te leven kan verminderen.

Samenvatting

Bij de meeste COPD-patiënten is de ziekte progressief. Hoe snel de achteruitgang zal zijn, is moeilijk te voorspellen. Op welke manier de achteruitgang zich zal manifesteren, is evenmin in een vroeg stadium te voorzien. Ook zal niet iedere COPD-patiënt uiteindelijk aan de gevolgen van zijn COPD overlijden maar aan een andere, al dan niet gerelateerde ziekte. Dat alles hangt af van een groot aantal factoren, die in dit hoofdstuk en in hoofdstuk 5 uitgebreid aan bod komen. Duidelijk is nu al dat aan COPD en aan het beloop van de ziekte veel te doen is en dat het beloop ook daadwerkelijk kan worden beïnvloed. In hoofdstuk 5 wordt daarop in detail ingegaan.

HOOFDSTUK 4
Wat betekent COPD voor de omgeving?

In de vorige hoofdstukken is al uitvoerig ingegaan op de consequenties van COPD voor de patiënt. Zoals aangegeven ontwikkelt COPD zich langzaam, maar progressief. Dat wil zeggen dat de ziekte in de eerste jaren nauwelijks merkbaar is, behalve op die momenten dat er sprake is van een infectie, waardoor de patiënt benauwd wordt en slijm ophoest. Voor de rest merkt de patiënt in dit beginstadium weinig van de ziekte, tenzij hij zich flink inspant (bijvoorbeeld bij sporten, traplopen, tegen de wind in fietsen of een helling oplopen).

4.1 Wat betekent COPD voor de patiënt zelf?

Veel COPD-patiënten weten in het beginstadium niet dat zij COPD hebben. Als echter de longfunctie gemeten zou worden, dan zou deze verlaagd zijn. Een dergelijke meting zou dus wijzen op COPD. De ziekte zal in de loop der jaren steeds duidelijker te merken zijn. De infecties met ophoesten van (gekleurd) slijm komen steeds vaker voor en gaan ook met meer benauwdheid en vermoeidheid gepaard.

Dit proces gaat sneller als men blijft roken, maar ook als men gestopt is met roken, neemt de ernst van de ziekte langzaam maar zeker toe. Het is niet precies bekend hoeveel patiënten die gestopt zijn met roken uiteindelijk toch ernstig COPD ontwikkelen. Bij patiënten met ernstig COPD neemt het vermogen om lichamelijke inspanning te leveren steeds verder af, waardoor men steeds minder beweegt. Op den duur worden zelfs dagelijkse bezigheden als aankleden, douchen, de hond uitlaten, stofzuigen en koken een probleem. In de periode dat men ernstig benauwd is, wordt ook het spreken steeds lastiger. De zinnen worden korter en de tussenpauzes tussen de zinnen worden langer. Onafgebroken doorslapen zal steeds minder vaak voorkomen. Vaak is de benauwdheid in de vroege ochtend zo ernstig, dat de patiënt er wakker van wordt en mogelijk medicatie moet nemen (een pufje tegen de benauwdheid). Door de onderbroken nachtrust is de patiënt overdag vermoeider en doordat de ziekte zelf ook veel energie vraagt (ademen kost steeds meer moeite), zal de vermoeidheid steeds meer toenemen. Alle bezigheden kosten steeds meer tijd en moeten daardoor langer van tevoren gepland worden. Verblijven in een ruimte waar gerookt wordt, geeft in het begin van de ziekte alleen een benauwd gevoel. Maar als de ziekte verder gevorderd is, wordt het onmogelijk om in zo'n ruimte aanwezig te blijven. Wie als COPD-patiënt in een drukke stad woont, zal een vakantie in de bergen of aan zee letterlijk als een verademing ervaren. Omgekeerd kan een bezoek aan een stad met veel verkeer het vakantieplezier grondig vergallen. De uitlaatgassen van auto's en vrachtwagens hebben vaak een ongunstige invloed op de benauwdheid.

4.1.1 Bijkomende ziekten

COPD komt eigenlijk nooit alleen. Bijna altijd gaat COPD gepaard met andere ziekten. Deels worden die veroorzaakt door COPD zelf (bijvoorbeeld hartfalen doordat het hart harder moet werken bij COPD) of door de bijwerkingen van de medicatie die gebruikt wordt om COPD te behandelen (osteoporose of botontkalking door intensief gebruik van geneesmiddelen zoals corticosteroïden). Ziekten kunnen ook ontstaan als gevolg van gevoelens van uitzichtloosheid die COPD met zich kan meebrengen (depressie). Tot slot neemt bij COPD-patiënten bij het ouder worden de kans op andere ziekten extra toe (bijvoorbeeld diabetes).

Het gevolg van al die verschillende ziekten die samen kunnen voorkomen, is dat de patiënt steeds meer medicijnen krijgt. Het is vervelend en lastig om verschillende geneesmiddelen naast elkaar te moeten gebruiken, zeker als ze op verschillende tijdstippen moeten worden ingenomen. Bovendien werken geneesmiddelen elkaar soms tegen. Het is belangrijk dat er een arts is die het overzicht heeft over alle behandelingen. Vaak zal dat de huisarts zijn, maar het kan ook een specialist of een gespecialiseerde verpleegkundige zijn, die dit onder verantwoordelijkheid van een arts doet. Deze persoon moet zorgen voor coördinatie tussen de verschillende behandelaars. Hij moet voorkomen dat de behandelaars elkaar tegenspreken of medicatie voorschrijven die, onbedoeld, de behandeling van de ander beïnvloedt. Wie als patiënt tegenstrijdige adviezen of behandelingen krijgt, moet vooral niet aarzelen om dat te melden bij de huisarts of de coördinerend behandelaar. Ook de apotheker kan een belangrijke rol spelen.

4.1.2 Aanpassingen

Elke COPD-patiënt zal op den duur merken dat de ziekte steeds meer zijn leven en zijn omgeving gaat overheersen. Dat is heel vervelend om vast te stellen, maar verzet daartegen helpt niet. Dat betekent niet dat de patiënt dan maar bij de pakken moet gaan neerzitten. Integendeel, als patiënt moet u vooral doen wat u nog kunt en genieten van alles wat nog mogelijk is, maar het is goed om erop voorbereid te zijn dat u steeds minder zult kunnen. Op den duur zult u mogelijk meer afhankelijk zijn van zuurstof en van medicatie die verneveld moet worden (zie hoofdstuk 5). Als u op reis gaat, zult u apparatuur bij u moeten hebben en moet u regelmatig ergens elektriciteit vandaan kunnen halen. Dat vereist de nodige planning. Als u buitenshuis slaapt, is het belangrijk om te weten dat u in een rookvrije ruimte kunt verblijven en slapen, dat er geen (steile) trappen maar liften zijn en dat (eventueel) de douche aangepast is. Als u ver van huis bent, is het goed om te weten waar medische voorzieningen zijn. En natuurlijk hebt u voldoende medicijnen bij u en een beschrijving in het Engels van uw COPD (en andere ziekten) en van uw medicijnen (liever nog hebt u die beschrijving ook in de taal van het land waar u bent). Belangrijk is ook dat u weet of en hoe uw zorgverzekeraar de kosten vergoedt die eventueel in het buitenland gemaakt moeten worden.

4.1.3 Exacerbaties

De vervelendste perioden van COPD zijn als er infecties optreden. De ernst van de COPD-klachten neemt dan tijdelijk sterk toe. We noemen dit een exacerbatie. Een exacerbatie kan zo ernstig zijn, dat één tot enkele weken ziekenhuisopname nodig is. Voor de meeste COPD-patiënten zijn dit heel vervelende ervaringen die allesoverheersend zijn in hun beleving. Het is dus zaak om exacerbaties zoveel mogelijk te voorkomen. Helemaal voorkomen is niet mogelijk, maar er zijn wel methoden om de kans op infecties te verminderen. Bij bijeenkomsten waar veel mensen zijn (schouwburg, voetbalstadion e.d.) is de kans op besmetting groter, zeker in het griepseizoen. Kleine kinderen zijn veelal ook dragers van ziektekiemen en kunnen u makkelijk besmetten. Het is natuurlijk niet de bedoeling dat COPD-patiënten zich vanwege een mogelijk besmettingsgevaar gaan isoleren van hun sociale omgeving (hobby's, kleinkinderen e.d.), maar het is goed om te weten waar de kans op een infectie groter is. Snel medicatie toedienen kan meestal een exacerbatie voorkomen.

4.1.4 Gewichtsverlies

Naarmate COPD zich verder ontwikkelt, zal het lichaamsgewicht in het algemeen afnemen. Dit heeft slechts voor een klein deel te maken met de extra energie die het lichaam verbruikt voor de ademarbeid. De oorzaken van gewichtsverlies zijn vooral verminderde eetlust en slinkende spiermassa door minder lichaamsbeweging. Het is belangrijk dat een COPD-patiënt tijdig dieetadviezen krijgt (zie hoofdstuk 5).

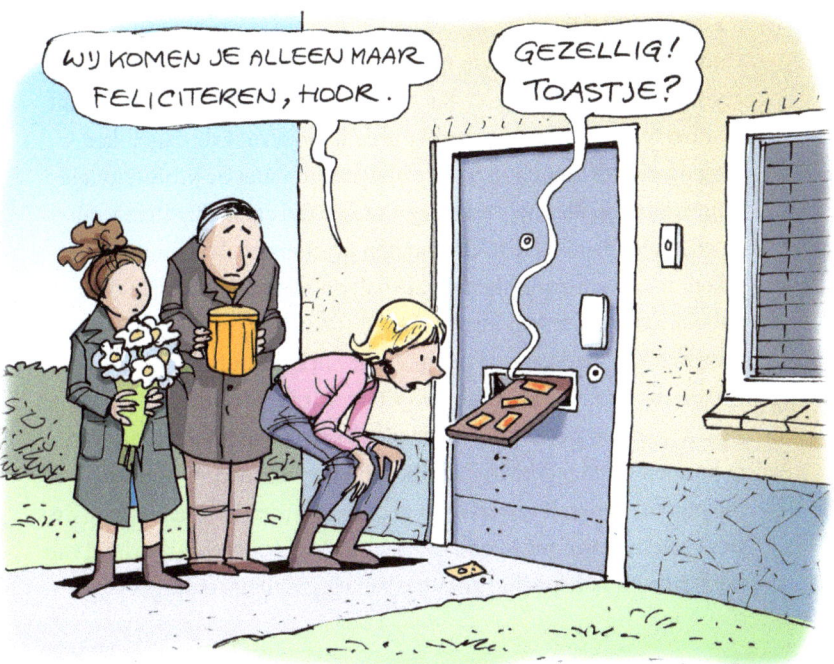

4.2 Wat betekent COPD voor anderen?

Net als voor de patiënt heeft COPD in het begin weinig gevolgen voor de directe omgeving. Dit verandert naarmate de ziekte ernstiger wordt. De patiënt wordt steeds hulpbehoevender en zal steeds meer een appel doen op zijn omgeving. Zoals hierboven beschreven wordt het leven steeds meer georganiseerd rondom de ziekte COPD. Het is belangrijk om de ziekte niet te snel allesbepalend te laten zijn, maar het is onvermijdelijk dat de ziekte meer en meer het dagelijkse leven gaat beïnvloeden. De patiënt wordt daarbij steeds afhankelijker van zijn omgeving. Dat kan een professionele zorgomgeving zijn, maar als er mantelzorg beschikbaar is in de vorm van een partner of familielid, is dat vaak veel vertrouwder en plezieriger voor de patiënt.

4.2.1 Mantelzorg

Onder mantelzorg verstaan we de directe zorg die een partner, familielid of bekende geeft aan de patiënt door praktische taken uit handen te nemen en de verantwoordelijkheid voor de dagelijkse zorg op zich te nemen in nauwe afstemming met de professionele hulpverlening. Met het verstrijken van de tijd zal de mantelzorger steeds meer dagelijkse taken moeten overnemen. Huishoudelijke taken, maar ook zorgtaken, zoals helpen bij huishoudelijke handelingen die te veel inspanning vragen, of helpen bij het innemen van medicatie of het gebruik van zuurstof.

Naarmate de ziekte ernstiger wordt, wordt de wereld van de patiënt kleiner. Dit heeft ook gevolgen voor de mantelzorger, want er kunnen minder activiteiten ondernomen worden. Vakanties moeten tot in detail van tevoren gepland worden met het oog op de aanwezigheid van medische voorzieningen, de beschikbaarheid van medicatie en in bepaalde gevallen van elektriciteit en dergelijke.

Het is belangrijk om je als mantelzorger te verdiepen in COPD, zodat je weet welke activiteiten wel of juist niet goed zijn voor de COPD-patiënt. Ook is het belangrijk om te weten met welk doel medicatie gegeven wordt en wat de verschillen zijn tussen de verschillende typen medicatie. Als mantelzorger kun je de patiënt eraan helpen herinneren wanneer hij welke medicatie moet innemen. Ook is het belangrijk om een goed contact te hebben met de verschillende hulpverleners en snel toegang te hebben tot bijvoorbeeld de huisarts in geval van nood.

Als partner is het lastig om eigen activiteiten lang van tevoren te plannen. Je weet immers niet hoe ernstig de ziekte van de partner op dat moment zal zijn. Partners van COPD-patiënten zullen meer bij de dag moeten leven en flexibel moeten kunnen plannen. Naarmate de ziekte ernstiger wordt, worden de consequenties ervan voor de mantelzorger groter. De zorg zal zich steeds moeilijker laten combineren met de eigen baan en/of de eigen hobby's.

De mantelzorger zal zich ook moeten realiseren dat de kans dat hij nog vele jaren met zijn partner samenleeft, beduidend kleiner is dan bij een partner die geen COPD heeft. Dit alles trekt vaak een zware wissel op de mantelzorger, zeker als deze de partner is. Het is heel moeilijk om zowel partner als verzorger te zijn, hoewel veel mensen laten zien dat ze als partner liefdevol de COPD-patiënt verzorgen. Maar omdat de taak zwaar is en er geen uitzicht is op verbetering, is mantelzorg op den duur buitengewoon belastend en soms ook deprimerend. Het is daarom belangrijk dat de mantelzorger ondersteund wordt door de omgeving. Helaas ontbreekt het hier vaak aan. Immers, alle aandacht gaat uit naar de partner.

4.3 Wat betekent COPD voor werk en hobby's?

Ook voor het werk en voor de hobby's geldt dat de ziekte in lichte vorm weinig beperkend is en dat men bijna alles kan doen, zo lang er geen intense inspanning gevraagd wordt en er geen contact is met stoffen die benauwdheid veroorzaken, waaronder rook. Op termijn zal COPD echter steeds meer beperkingen met zich meebrengen. De patiënt zal steeds minder uithoudingsvermogen hebben en sneller vermoeid raken. Dat heeft zijn weerslag op sport en hobby's, maar ook op het werk. Op termijn zal de beoefening van bepaalde sporten niet meer mogelijk zijn. Belangrijk is wel dat de patiënt zo lang mogelijk blijft bewegen en zo voorkomt dat hij in een vicieuze cirkel terechtkomt (zie hoofdstuk 5). Echter, bepaalde sporten en hobby's die veel inspanning vragen in een korte tijd zijn (bijna) onmogelijk als men COPD heeft. Men zal zich moeten aanpassen en een sport of hobby kiezen die minder inspanning vraagt.

Ook inspannend werk zal op termijn minder makkelijk uitgevoerd kunnen worden. Het is dan belangrijk om te kijken naar aangepast werk dat beter past bij het stadium van de ziekte. De COPD-patiënt dient altijd heel erg alert te zijn op zijn werkomgeving. Werken in een rokerige omgeving is natuurlijk vragen om ellende. Het is overigens bij wet geregeld dat iedereen recht heeft op een rookvrije werkplek. Dit is een enorme verbetering ten opzichte van de vroegere situatie. Rook is echter niet de enige boosdoener. In de werkomgeving kunnen ook andere deeltjes in de lucht zitten die de COPD-patiënt ernstig in de problemen brengen (verflucht, zaagsel, steenslijpsel e.d.). Het beste is natuurlijk om de omstandigheden op de werkplek te verbeteren door luchtfiltering en afzuigsystemen. Als dat niet mogelijk is, is ander werk in een schone omgeving onontkoombaar. Bij de realisatie daarvan kan de bedrijfsarts een belangrijke rol spelen. Het is dan ook zaak om tijdig met de bedrijfsarts te overleggen en de klachten te melden.

Samenvatting
Naarmate de ernst van COPD toeneemt, zal de ziekte meer ingrijpen in het leven van de patiënt, maar ook in het leven van zijn naasten, zeker als zij de dagelijkse zorg voor de patiënt op zich hebben genomen. De ziekte gaat op den duur alle activiteiten beïnvloeden; niet alleen de dagelijkse activiteiten, maar ook vakanties, familiebezoekjes en dergelijke. Steeds meer zullen activiteiten gepland moeten worden op een manier die inpasbaar is in het leven van de patiënt. De patiënt zal steeds meer rekening moeten houden met zijn ziekte. Werk en hobby's zullen op termijn steeds minder makkelijk uitgevoerd kunnen worden. De werkomstandigheden moeten aangepast zijn aan de ziekte. Hierbij kan de bedrijfsarts een belangrijke rol spelen.

HOOFDSTUK 5
Welke behandelingen bestaan er?

COPD is meestal een progressieve ziekte, dat wil zeggen dat het met de jaren erger wordt. COPD is ook niet te genezen, maar dat wil niet zeggen dat er niks aan te doen is. Integendeel, er is heel veel aan te doen! Doktoren, verpleegkundigen en fysiotherapeuten spelen daarbij een rol, maar zeker zo belangrijk is de inbreng van de patiënt zelf. Voor het welslagen van de behandeling is optimale medewerking van de patiënt onontbeerlijk. We noemen dat zelfmanagement. In hoofdstuk 6 wordt op dat aspect nader ingegaan. De behandelingsmogelijkheden zijn in grote lijnen onder te verdelen in behandeling met geneesmiddelen en de zogenaamde niet-medicamenteuze behandeling. In dit hoofdstuk wordt uitgelegd hoe de zorg voor patiënten met COPD georganiseerd is, welke manieren er zijn om de klachten van COPD zoveel mogelijk te verhelpen, hoe een zo goed mogelijke kwaliteit van leven kan worden bereikt en hoe verslechtering van de situatie zoveel mogelijk kan worden voorkomen. Hoewel verreweg de meeste COPD-patiënten geneesmiddelen krijgen voorgeschreven, beginnen we in dit hoofdstuk met de behandeling anders dan met geneesmiddelen.

5.1 Organisatie van de zorg

Bij de zorg voor patiënten met COPD zijn veel verschillende zorgverleners betrokken. Denk aan de huisarts, de longarts, het ziekenhuis, maar ook aan verpleegkundigen, praktijkondersteuners van de huisarts, fysiotherapeuten, diëtisten, maatschappelijk werkenden, psychologen, revalidatieartsen enzovoort.
Meestal wordt de diagnose COPD het eerst gesteld door de huisarts. Steeds vaker gebeurt het longfunctieonderzoek dat leidt tot de diagnose COPD in de huisartspraktijk of in een longfunctielaboratorium. In sommige regio's in Nederland wordt dat onderzoek gedaan in het longfunctielaboratorium van het ziekenhuis.
In het ideale geval werken alle zorgverleners met wie een COPD-patiënt te maken krijgt voorbeeldig samen om ervoor te zorgen dat de patiënt op het juiste moment de benodigde zorg krijgt. Er bestaan verschillende richtlijnen en standaarden over welke zorgverlener bij welk type patiënt een rol dient te spelen, en wat die rol dan dient te zijn. Doorgaans worden patiënten met licht tot matig COPD in de eerste lijn, dat wil zeggen door de huisarts, behandeld en gecontroleerd. Er zijn evenwel ook regio's waar een deel van de diagnostiek in de tweede lijn, dus op verwijzing van de huisarts, plaatsvindt. De patiënt wordt dan eenmalig door een longarts gezien, die dan vaststelt wat er precies aan de hand is en een behandelplan opstelt. De huisarts kan vervolgens de patiënt in de voorgestelde behandeling verder begeleiden. Stabiele patiënten met licht tot matig COPD kunnen heel goed door de huisarts worden gecontroleerd. Patiënten met ernstige vormen van COPD, of met veel infecties, en patiënten die op betrekkelijk jonge leeftijd al een flink verminderde longfunctie hebben of bij wie onduidelijkheid bestaat over wat er precies aan de hand is, worden meestal naar de longarts in het ziekenhuis verwezen en in de tweede lijn behandeld en

gecontroleerd tot een stabiele situatie is bereikt. Is dat eenmaal het geval, dan kan de patiënt meestal voor langere tijd onder controle van de huisarts blijven.

De organisaties van huisartsen en longartsen hebben in de Landelijke Transmurale Afspraken vastgelegd welke patiënten het beste waar behandeld en gecontroleerd kunnen worden.[1] Hoewel het alleen de grote lijnen betreft, bieden deze afspraken voldoende houvast voor verwijzingen door de huisarts naar de longarts en omgekeerd.

5.2 Niet-medicamenteuze behandeling

De niet-medicamenteuze behandeling van COPD bestaat voor een groot deel uit zaken die niet alleen voor COPD-patiënten maar voor iedereen gezond en belangrijk zijn: stoppen met roken, meer bewegen, gezonde voeding.

5.2.1 Stoppen met roken

De allerbelangrijkste eerste stap is proberen met roken te stoppen. Door te stoppen met roken neemt bij COPD het aantal luchtweginfecties af, gaat de longfunctie minder snel achteruit en verbetert de overlevingskans. Eigenlijk is stoppen met roken de belangrijkste maatregel waarmee deze zeer belangrijke behandeldoelen kunnen worden bereikt. Verderop in dit hoofdstuk zal blijken dat deze effecten niet mogen worden verwacht van een behandeling met geneesmiddelen.

Wie wil stoppen met roken moet tot op het bot doordrongen zijn van de noodzaak om te stoppen en uiterst gemotiveerd zijn om een poging te wagen en vol te houden. Veel rokers zouden graag stoppen. Dat blijkt bijvoorbeeld uit het aantal rokers dat rond de jaarwisseling een poging waagt. Ook als de prijs van sigaretten omhooggaat, proberen veel rokers te stoppen. Ieder jaar weer lukt het duizenden mensen om definitief te stoppen, hoewel veel ex-rokers na een poosje toch weer voor de bijl gaan. Hoeveel rokers op eigen houtje definitief stoppen met roken, is niet precies bekend. Waarschijnlijk stoppen veel rokers zonder hulp van buitenaf. Dat wordt ook wel de cold turkey-methode genoemd. Genoeg geweest, basta!

Soms wordt het besluit om te stoppen heel impulsief genomen, maar de meeste rokers nemen zich al lang voor om te stoppen en kiezen zorgvuldig een dag om er, hopelijk definitief, mee op te houden. Een dokter, verpleegkundige of andere zorgverlener kan behulpzaam zijn met uitleg en ondersteuning, maar de echte motivatie om te stoppen moet komen van de patiënt zelf.

Op het internet zijn honderden sites te vinden met informatie over het belang van stoppen met roken en hoe de kans op succes te vergroten.[2-4] Ook zijn er boeken over volgeschreven, zoals het boek van Allen Carr en het boek *Nederland stopt! ...met roken* van de longartsen Pauline Dekker en Wanda de Kanter.

Hulp bij stoppen met roken
Vaak wordt rokers hulp geboden bij het stoppen volgens de principes van de cognitieve gedragstherapie. Daarbij wordt de roker geholpen om gedachten over het roken, gedachtekronkels en uiteindelijk ook het rookgedrag te analyseren en te veranderen. Het blijkt dat veel rokers zichzelf voor de gek houden en de risico's van roken willens en wetens onderschatten. Sommige rokers gaan er ook op voorhand van uit dat het ze toch niet zal lukken om met roken te stoppen. Veel praktijkondersteuners en verpleegkundigen in de huisartspraktijk zijn speciaal getraind in cognitieve gedragstherapie en kunnen behulpzaam zijn bij pogingen om met roken te stoppen.

Een veelgebruikt programma daarbij is de Minimale Interventiestrategie (MIS).[2] In dat programma maakt de patiënt een afspraak met de zorgverlener over de stopdatum en over de verdere begeleiding. Meestal bestaat die begeleiding uit een aantal vervolggesprekken. Ook hebben veel ziekenhuizen tegenwoordig een speciale Stoppen met roken polikliniek. Daar staan gespecialiseerde verpleegkundigen rokers met raad en daad bij in hun poging om te stoppen met roken.

Nicotinevervangers
Er zijn verschillende soorten hulpmiddelen om een poging met roken te stoppen te ondersteunen. Bij rokers met een verstokte nicotineverslaving kunnen nicotinepleisters, nicotinekauwgums of andere nicotinevervangers nuttig zijn. Echte nicotineverslaafden grijpen 's morgens als eerste naar de sigaret en kunnen geen dag zonder. Door nicotinevervangers te gebruiken kun je de onttrekkingsverschijnselen die het gevolg zijn van stoppen met roken proberen te onderdrukken. Nicotinevervangers worden niet door de ziektekostenverzekering vergoed, maar gelukkig zijn ze goedkoper dan sigaretten of shag. Nicotinevervangers zijn zonder recept bij de drogist te koop.

Antidepressiva
Andere middelen die kunnen helpen om van de rookverslaving af te komen vallen in de categorie van de antidepressiva Veel betrouwbare informatie over deze hulpmiddelen is terug te vinden op de site van STIVORO.[2] Van zowel de oudere middelen zoals amitriptyline en nortriptyline als van het nieuwere bupropion is aangetoond dat ze de kans om succesvol met roken te stoppen aanzienlijk vergroten.[2,5] Bupropion is speciaal geregistreerd voor de behandeling van nicotineverslaving en wordt zelfs helemaal niet gebruikt voor de

behandeling van depressies. Het wordt net zomin als nicotinevervangers door de zorgverzekeraars vergoed. De kosten van een volledige kuur van 9 weken vallen echter in het niet bij de besparing die niet-roken oplevert. De genoemde oudere antidepressiva worden wel vergoed, maar hebben wat meer bijwerkingen dan bupropion, zoals slaapstoornissen of een droge mond. Hoewel niet helemaal goed is uitgezocht welke rokers nu precies baat hebben bij antidepressiva, gaat men ervan uit dat ze vooral nuttig zijn bij rokers bij wie eerdere stoppogingen gepaard gingen met sombere gevoelens. Voor antidepressiva hebt u een doktersrecept nodig. Aanbevolen wordt om ongeveer twee weken voor de geplande stopdatum met het antidepressivum te beginnen. Meestal wordt het middel tot acht of twaalf weken na de stopdatum geslikt, waarna het gebruik weer wordt afgebouwd.

Varenicline
Enkele jaren geleden kwam er een nieuw medicament op de markt, varenicline, bedoeld als hulpmiddel om van de nicotineverslaving af te komen. Het blokkeert de aanhechtingsplaats (met een ander woord: receptor) in de hersenen waar de nicotine zich hecht om te zorgen voor het positieve gevoel dat je krijgt van roken. Ook dit middel is alleen op doktersrecept verkrijgbaar en het mag niet worden gebruikt tijdens de zwangerschap. Een volledige kuur van 12 weken kost meer dan 250 euro. Dat is een hoop geld maar studies hebben laten zien dat het helpt als je het combineert met bijvoorbeeld nicotinevervangers of ondersteuning.

Er valt dus een hoop te doen aan het roken. Gelukkig maar, want stoppen met roken is voor iedereen belangrijk, zeker voor patiënten met COPD, ook als de ziekte al vergevorderd is of de patiënt op leeftijd.

5.2.2 Lichaamsbeweging en revalidatie

Een tweede stap in de behandeling van COPD is zorgen voor voldoende beweging.[6] Veel patiënten hebben te weinig lichaamsbeweging, terwijl meer bewegen een positief effect heeft op het beloop van de ziekte. Meer bewegen hoeft helemaal niet zo moeilijk te zijn. Gewone dagelijkse bezigheden als traplopen, wandelen, fietsen of in de tuin werken kunnen al een heel verschil maken. In je eentje is dat niet altijd gemakkelijk vol te houden. Daarom helpt het om in gezelschap te bewegen, via een sportvereniging of de sportschool, via lotgenotencontact en zo nodig met een programma dat is aangepast aan de mogelijkheden en beperkingen van de patiënt. Regelmatig matige inspanningen leveren is effectiever dan één of twee keer per week een grote inspanning. Bovendien is afwisseling belangrijk. Dat houdt het leuk en bovendien worden dan verschillende spieren belast en getraind. Het is overigens niet zo, dat door regelmatig te bewegen de longfunctie toeneemt. Wel geldt dat door dieper te ademen tijdens of na lichamelijke inspanning eventueel slijm dat vastzit in de luchtwegen gemakkelijker kan worden opgehoest. Veel patiënten weten niet precies hoe ze hun lichamelijke inspanningen kunnen opvoeren of durven niet te bewegen omdat ze bang zijn om kortademig te worden. Daarom is het van belang om inspanningen geleidelijk op te bouwen. Een fysiotherapeut kan daarbij behulpzaam zijn. Die kan uitleg geven over welke inspanningen juist voor patiënten met COPD nuttig en heilzaam zijn. Vooral als de ziekte in een verder gevorderd stadium is, kan het raadzaam zijn om door een fysiotherapeut begeleid te worden. Veel patiënten ervaren het als geruststellend als er iemand met verstand van zaken over de schouder meekijkt. Bovendien kan de fysiotherapeut behulpzaam zijn bij het aanleren van een goede ademhalingstechniek. Van belang is dat de patiënt leert om op een goede manier uit te ademen, soms met het tuiten van de lippen, de zogenaamde pursed lips breathing. Ook kan de patiënt van de fysiotherapeut leren hoe hij bewegingen en lichamelijke inspanningen als opstaan, bukken, traplopen, lichamelijke verzorging en aan- en uitkleden zodanig kan uitvoeren, dat daarbij zo min mogelijk kortademigheid optreedt. Met een goede techniek kan de patiënt al die activiteiten langer zelfstandig blijven doen.

De rol van het revalidatiecentrum
Als de patiënt, ook met hulp van de fysiotherapeut, niet voldoende 'op gang komt', kan behandeling in een revalidatiecentrum noodzakelijk zijn. Dit is vooral het geval bij ernstig COPD.
Onder revalidatie verstaat men intensieve en op elkaar afgestemde behandelingen door verschillende behandelaars. Een dergelijke multidisciplinaire aanpak is gericht op verbetering van het inspanningsvermogen, vergroting van de spierkracht, optimalisering van de ademhalingstechniek. Ook is er aandacht voor het leren ontspannen, het ophoesten van slijm, verbetering van de voedingstoestand, voor het psychisch welbevinden van de patiënt, voor zijn participatie aan het sociale leven en voor verbetering van de kwaliteit van leven.[7] Een dergelijke revalidatie kan poliklinisch en klinisch plaatsvinden. In geval van klinische revalidatie wordt de patiënt voor enkele weken opgenomen in een revalidatiecentrum. Daardoor kan de behandeling intensiever zijn dan in geval van poliklinische revalidatie. Doorgaans is voor opname in een revalidatiecentrum eerst een verwijzing naar de longarts noodzakelijk. De patiënt wordt tijdens de revalidatie behandeld en begeleid door een multidisciplinair behandelteam. Zo'n team kan bestaan uit artsen, verpleegkundigen, fysiotherapeut, diëtist, ergotherapeut, maatschappelijk werker en psycholoog. De arts van het multidisciplinaire team is verantwoordelijk voor het behandelplan en voor de medische begeleiding en de toegediende

medicatie. Verpleegkundigen hebben een onmisbare rol bij de verpleging en verzorging van de patiënt en geven vaak ook uitleg over het juiste gebruik van de medicamenten. De ergotherapeut geeft adviezen over hoe de activiteiten van het dagelijks leven het beste kunnen worden uitgevoerd en over eventueel noodzakelijke aanpassingen thuis of op het werk. De maatschappelijk werker heeft inzicht in hoe patiënten zich het beste kunnen redden in hun sociale omgeving. De psycholoog kan hulp bieden bij de angsten, spanningen en depressie waar veel COPD-patiënten last van hebben. In het behandelteam speelt ook de diëtist een belangrijke rol. Voedingsadviezen zijn nodig omdat veel patiënten in de loop van de ziekte afvallen. Gewichtsverlies bij COPD is een ongunstig teken, want het wijst op een snellere achteruitgang en een grotere kans op vroegtijdige sterfte. Bij COPD-patiënten die afvallen, leidt gerichte voeding in combinatie met een oefenprogramma tot gewichtstoename. De kwaliteit van leven zal daardoor verbeteren, de kans op ziekenhuisopnames zal verminderen en de patiënt zal langer leven. Aanpassen van de voeding betekent in dit geval zorgen dat het aantal calorieën dat de patiënt tot zich neemt groter is dan het verbruik. Dat kan met normaal eten of met speciale voedingspreparaten, die onder bepaalde omstandigheden door de zorgverzekeraar worden vergoed. Er zijn ook COPD-patiënten met overgewicht. Omdat extra gewicht bewegen in de weg kan staan en ook andere gezondheidsrisico's met zich mee kan brengen, is het voor die patiënten gewenst dat ze afvallen tot een normaal lichaamsgewicht, met behoud van de spiermassa.

5.3 Geneesmiddelen voor de behandeling van COPD

Bij COPD staan vernauwing van de luchtwegen en ontsteking van het slijmvlies van de luchtwegen op de voorgrond. De vernauwing van de luchtwegen ontstaat voor een (klein) deel door samentrekking van spiertjes in de wand van de luchtwegen, zoals dat ook, maar dan sterker, bij astma het geval is.

5.3.1 Luchtwegverwijders

Geneesmiddelen die ontwikkeld zijn voor de behandeling van benauwdheidaanvallen bij astma worden daarom ook gebruikt voor COPD. Het gaat dan om middelen die de samentrekking van spiercellen tegengaan en zo de luchtwegen verwijden. In grote lijnen zijn deze zogenaamde luchtwegverwijders of bronchusverwijders onder te verdelen in middelen die het sympathische zenuwstelsel in de longen stimuleren (de zogenaamde β2-agonisten) en middelen die het parasympathische systeem afremmen, de zogenaamde anticholinergica. De belangrijkste functies in het lichaam, zoals bloedsomloop, spijsvertering en ademhaling, staan onder invloed van deze twee naast elkaar werkende zenuwstelsels. Daarbij is het ene stelsel doorgaans bedoeld om een bepaalde lichaamsfunctie te stimuleren, terwijl het andere juist een tegenovergestelde werking vertoont. Onder normale omstandigheden zijn die twee zenuwstelsels min of meer met elkaar in evenwicht. Door een van de twee te remmen, of de andere juist te stimuleren, kun je de functie van een bepaald orgaansysteem dus beïnvloeden.
In de Standaard van het Nederlands Huisartsen Genootschap staat nauwkeurig beschreven hoe medicamenten die de luchtwegen verwijden het beste kunnen worden voorgeschreven.[8]

β2-agonisten
De meest voorgeschreven β2-agonisten (middelen om de werking van het sympathische zenuwstelsel in de luchtwegen te stimuleren) zijn salbutamol en terbutaline. Ze kunnen allebei lokaal worden gebruikt, dat wil zeggen door het middel in te ademen uit een

inhalator. Als de inhalator op de juiste manier wordt gebruikt, komt het middel direct op de plaats waar het zijn werking dient te hebben. Hoewel met β2-agonisten de vernauwing van de luchtwegen maar voor een (klein) deel kan worden tegengegaan, hebben de meeste COPD-patiënten er baat bij. β2-agonisten geven verlichting door kortademigheidsklachten te verminderen en de mogelijkheid om lichamelijke inspanning te leveren te vergroten. In het longfunctieonderzoek is dat effect aan te tonen door de reversibiliteit van de luchtwegvernauwing te testen. Met reversibiliteit bedoelen we de mate waarin de luchtwegen verwijden en de longfunctie verbetert als je een luchtwegverwijdend medicament gebruikt. Bij astma hebben die luchtwegverwijdende medicamenten vaak een groot effect, maar ook bij COPD kunnen ze de luchtwegen wat wijder maken en zo de ademhaling vergemakkelijken. Ook kunnen deze middelen de hyperinflatie verminderen. Met hyperinflatie bedoelen we dat er te veel lucht in de longen achterblijft na een maximale uitademing. Dit verschijnsel is in hoofdstuk 1 al nader uitgelegd. Zowel salbutamol als terbutaline kunnen in verschillende soorten inhalatoren worden toegediend en worden zowel voor incidentele klachten als voor onderhoudsbehandeling gebruikt. Het effect treedt binnen enkele minuten in en ze werken vier tot zes uur. Beide middelen kunnen meerdere keren per dag worden gebruikt. De mogelijke bijwerkingen zijn hartkloppingen en trillen van de handen. De meeste patiënten verdragen deze middelen evenwel zonder veel problemen.

Voor patiënten die regelmatig kortademigheidsklachten hebben en die vaak β2-agonisten moeten gebruiken, zijn er ook langwerkende β2-agonisten. Deze middelen, formoterol en salmeterol, werken ongeveer twaalf uur en hoeven dus maar twee keer per dag te worden gebruikt. Deze medicamenten kunnen worden voorgeschreven als de patiënt ondanks het gebruik van kortwerkende luchtwegverwijders toch kortademigheidsklachten houdt. Sinds kort is er een langwerkende β2-agonist (indacaterol) beschikbaar die maar één keer per dag hoeft te worden geïnhaleerd, omdat het middel na toediening snel en 24 uur werkzaam is.

Anticholinergica
De tweede categorie luchtwegverwijders zijn de anticholinergica. Daarvan is ipratropium het bekendste voorbeeld. Ook dit middel kan worden geïnhaleerd en het kan eventueel worden gecombineerd met een β2-agonist. Ipratropium heeft ongeveer dertig minuten nodig om het gewenste effect te bereiken, dat net als dat van de oudere β2-agonisten vier tot zes uur aanhoudt. Daarom is het voor acute klachten minder goed bruikbaar dan de β2-agonisten. De belangrijkste bijwerking van anticholinergica is een droge mond. Sinds enkele jaren is er ook een langwerkend anticholinergicum, tiotropium, beschikbaar. Dit middel werkt 24 uur en hoeft dus maar één keer per dag te worden gebruikt. Het dient niet te worden gebruikt voor incidentele klachten maar is bedoeld als onderhoudsbehandeling.

Een oud maar beproefd middel, dat vroeger veel maar tegenwoordig niet veel meer wordt gebruikt, is theofylline. Theofylline verslapt ook de spiertjes in de luchtwegen en heeft daarnaast nog enkele andere, minder op de voorgrond tredende effecten die hier onbesproken blijven. Dit middel kan niet worden ingeademd maar moet in tabletvorm worden gebruikt. Het heeft nog een bescheiden plaats bij de behandeling van ernstig COPD, als β2-agonisten en anticholinergica samen onvoldoende effect hebben. Het heeft als nadeel dat het veel bijwerkingen heeft en dat de dosis nauwkeurig dient te worden gekozen.

5.3.2 Ontstekingsremmers

Naast vernauwing van de luchtwegen staat bij COPD ook een ontstekingsproces in het slijmvlies van de luchtwegen op de voorgrond. Behandeling van dat ontstekingsproces kan de achteruitgang van de longfunctie bij COPD afremmen en mogelijk zelfs de longfunctie verbeteren. Jammer genoeg hebben we geen medicamenten die het ontstekingsproces bij COPD stoppen of zelfs maar in belangrijke mate afremmen. De bekendste ontstekingsremmers zijn corticosteroïden. Deze middelen zijn afgeleid van het eigen bijnierschorshormoon adrenaline. Adrenaline heeft ontstekingsremmende eigenschappen.

Er zijn verschillende corticosteroïden voor gebruik per inhalatie beschikbaar. De oudste is beclomethason, dat bij astma nog zeer veel wordt gebruikt, maar nooit officieel voor de behandeling van COPD werd geregistreerd. Later beschikbaar gekomen corticosteroïden, zoals budesonide en fluticason, zijn wel geregistreerd voor gebruik bij COPD. Helaas zijn de effecten maar beperkt. Regelmatig gebruik van inhalatiecorticosteroïden bij COPD resulteert in een bescheiden vermindering van het aantal exacerbaties (plotselinge verergeringen, zie ook hoofdstuk 1) en in een minder snelle achteruitgang van de kwaliteit van leven bij COPD. In de NHG-Standaard COPD is beschreven aan welke patiënten inhalatiecorticosteroïden voorgeschreven dienen te worden en aan welke patiënten niet.[8] Immers, de eerlijkheid gebiedt te zeggen dat de effecten tegenvallen en dat ze geen effect hebben op bijvoorbeeld de verslechtering van de longfunctie of de kans op overlijden ten gevolge van COPD. Toch worden ze veel voorgeschreven, vooral bij patiënten met ernstig COPD met veel exacerbaties (meerdere per jaar). Tegenwoordig worden ze bijna altijd gebruikt in de vorm van zogenaamde combinatiepreparaten met daarin naast een corticosteroïd ook een langwerkende β2-agonist.

Een ander medicament dat bij COPD vaak wordt gebruikt, is prednison of prednisolon. Prednisolon is een krachtige ontstekingsremmer, vergelijkbaar met de bovengenoemde inhalatiecorticosteroïden, maar dan toegediend in tabletvorm. Prednisolon wordt het meest gebruikt bij de behandeling van exacerbaties. Daarover verderop in dit hoofdstuk meer. Bij patiënten met heel ernstig COPD die onder behandeling staan van de longarts en die vaak een exacerbatie hebben, wordt een enkele keer ook wel eens een onderhoudsbehandeling met prednisolon gegeven.
Daar wordt zeer terughoudend mee gedaan. Dat komt omdat nooit goed is uitgezocht wat je er precies van mag verwachten en omdat prednisolon als je het langer dan een aantal weken gebruikt vervelende bijwerkingen heeft, zoals gewichtstoename, suikerziekte, botontkalking, oogklachten en bloeduitstortingen in de huid.

Van oudsher werden bij COPD ook vaak middelen voorgeschreven die het slijm losser maken. Daarvan was N-acetylcysteïne het bekendste voorbeeld. De effecten van dat middel blijken echter teleurstellend en daarom heeft het aan populariteit ingeboet en wordt het ook maar in beperkte mate door zorgverzekeraars vergoed, en vanaf 1 januari 2010 eigenlijk helemaal niet meer.[9]

5.4 Toedieningsvormen

Anticholinergica en β2-agonisten, de belangrijkste luchtwegverwijders, kunnen worden ingeademd. Daarvoor zijn veel verschillende toedieningsvormen, inhalatoren, beschikbaar, elk met hun voor- en nadelen. Inhalatoren zijn onder te verdelen in poederinhalatoren en dosisaerosols.

Een poederinhalator bevat een dosis van het medicament in poedervorm die door krachtig inhaleren vanuit de inhalator in de luchtwegen moet worden gezogen. Voorwaarde voor het juiste gebruik van poederinhalatoren is dus dat de patiënt op commando krachtig en diep kan inhaleren.

Poederinhalatoren kunnen afzonderlijke doses hebben, meestal in de vorm van capsules die in de inhalator moeten worden lek geprikt, waarna de inhoud kan worden geïnhaleerd. Poederinhalatoren kunnen ook meerdere doses bevatten. Er bestaan capsules met kortwerkende β2-agonisten (vooral het meest voorgeschreven middel salbutamol), met de langwerkende β2-agonisten formoterol en indacaterol, met de anticholinergica ipratropium en tiotropium en met inhalatiecorticosteroïden. Ieder merk heeft zijn eigen inhalator en dat maakt het voor de patiënt soms verwarrend om meerdere medicamenten tegelijk te gebruiken.

Inhalatoren die meerdere, soms tientallen doses bevatten, bestaan er voor alle kort en lang werkende β2-agonisten, voor alle inhalatiecorticosteroïden en voor verschillende combinatiepreparaten van langwerkende β2-agonisten en corticosteroïden.

Naast poederinhalatoren bestaan er ook zogenaamde dosisaerosols. Dit zijn spuitbusjes met het medicament in combinatie met een drijfgas. Het spuitbusje moet aan het begin van een diepe inademing worden geactiveerd, zodat het medicament mee naarbinnen wordt gezogen. Dat blijkt voor veel patiënten niet mee te vallen, reden waarom ze vaak worden gebruikt met een voorzetkamer. In zo'n voorzetkamer wordt het medicament even opgevangen zodat de patiënt wat meer tijd heeft om het in te ademen en de coördinatie van afvuren en inademen wat minder nauw luistert.

Er bestaan spuitbusjes met kort- en langwerkende β2-agonisten, anticholinergica en inhalatiecorticosteroïden en combinaties ervan. Voor patiënten die moeite hebben om op het juiste moment in te ademen, bestaat er een zogenaamde *breath-actuated* dosisaerosol.

Die wordt voor gebruik geladen en spuit het medicament weg op het moment dat de patiënt met de inademing is begonnen. Die zijn er met salbutamol en met beclomethason.

Welke toedieningsvorm het meest geschikt is, hangt af van de patiënt zelf. De veelheid aan toedieningsvormen maakt het mogelijk om voor vrijwel iedere patiënt de ideale mix van geneesmiddel en toedieningsvorm te kiezen.

In uitzonderingsgevallen, bijvoorbeeld wanneer een patiënt in verband met een ernstige exacerbatie in het ziekenhuis terechtkomt, moet men zijn toevlucht nemen tot een vernevelaar. Met een vernevelaar wordt van vloeistoffen met veel grotere doseringen van luchtwegverwijders een nevel gemaakt. De geneesmiddelen worden zo per inhalatie toegediend. Nadeel is dat voor een vernevelaar stroom nodig is, dat de kosten veel hoger zijn en dat de veel hogere doseringen waarmee wordt gewerkt ook meer bijwerkingen kunnen opleveren.

Tabel 5.1 Mogelijkheden van inhalatietherapie voor patiënten met een obstructieve longaandoening.

bewuste inhalatie mogelijk

voldoende inspiratoire luchtstroomsterkte		onvoldoende inspiratoire luchtstroomsterkte	
coördinatie goed	coördinatie niet goed	coördinatie goed	coördinatie niet goed
• pMDI	• DPI	• pMDI	• BAA
• DPI	• BAA	• BAA	• pMDI met voorzetkamer
• BAA	• pMDI met voorzetkamer	• (eventueel) pMDI met voorzetkamer	• vernevelaar
• (eventueel) pMDI met voorzetkamer			

bewuste inhalatie niet mogelijk

- pMDI met voorzetkamer
- vernevelaar

pMDI = dosisaerosol (pressured metered dose inhaler)
DPI = droogpoederinhalator
BAA = dosisaerosol met ademactivatie (breath-actuated aerosol)

5.5 Exacerbaties voorkomen en behandelen

Veel COPD-patiënten hebben jaarlijks één of meer exacerbaties. Jammer genoeg zijn die niet altijd te voorkomen. Iedereen loopt nu eenmaal wel eens een virus op.

5.5.1 Griepprik

Aangetoond is dat de jaarlijkse griepprik de kans op exacerbaties verkleint. In Nederland roepen de huisartsen al hun patiënten met een verhoogd risico in het najaar op voor de griepprik. Als het goed is, krijgen alle COPD-patiënten daarvoor automatisch een oproep. Aangeraden wordt om aan die oproep gehoor te geven, want uit onderzoek is duidelijk gebleken dat inenting tegen griep helpt om bij COPD-patiënten exacerbaties te voorkomen.[8] Jammer genoeg krijgt een klein aantal patiënten kort na de griepprik juist meer klachten van hoesten of kortademigheid en zien ze er daarom tegenop. Per saldo wegen de voordelen van inenting echter ruimschoots op tegen de nadelen.

Een andere therapie waarvan aangetoond is dat die de kans op een exacerbatie helpt verkleinen, is de behandeling met inhalatiecorticosteroïden. Ook van verschillende luchtwegverwijders, met name de langwerkende zoals formoterol, salmeterol en tiotropium, is aangetoond dat regelmatig gebruik ervan de kans op exacerbaties verkleint.

5.5.2 Stootkuur prednisolon

Mocht er toch een exacerbatie optreden dan zullen in het algemeen extra medicamenten moeten worden voorgeschreven. De patiënt kan zelf al extra pufjes nemen van snelwerkende luchtwegverwijders als salbutamol, terbutaline of formoterol om de kortademigheidsklachten te verminderen. Als dat onvoldoende is, zal de arts vaak een kort kuurtje (ook wel een stootkuur genoemd) van pillen met corticosteroïden voorschrijven. Meestal bestaat zo'n stootkuur uit prednisolon in een dosering van 30 mg gedurende 10 tot 14 dagen. Van een dergelijke stootkuur is aangetoond dat de patiënt er sneller door herstelt en dat de kans op een volgende exacerbatie kleiner wordt. Hoewel prednisolon berucht is om zijn bijwerkingen vormen die bij een kuur van 1 à 2 weken doorgaans geen probleem. Bij mensen die naast COPD ook suikerziekte hebben, veroorzaakt de stootkuur vaak een verhoging van het bloedsuikergehalte, waardoor het ophogen van de geneesmiddelen voor de suikerziekte noodzakelijk kan zijn. De bijwerkingen van prednisolon bij langdurig gebruik treden feitelijk niet op in geval van korte kuurtjes. Hoewel bij ernstige exacerbaties prednisolon soms per infuus wordt toegediend, heeft dat eigenlijk geen voordelen boven toediening in de vorm van tabletten.

5.5.3 Antibiotica

Patiënten met ernstig COPD bij wie een exacerbatie gepaard gaat met koorts en/of het opgeven van geel of groen gekleurd slijm, krijgen vaak ook een antibioticum voorgeschreven. De oudere antibiotica doxycycline en amoxicilline voldoen voor dit doel nog prima.
Alleen als de ontstekingen worden veroorzaakt door bacteriën die bestand zijn tegen deze oudere antibiotica, krijgt de patiënt een zogenaamd breedspectrumantibioticum voorgeschreven, bijvoorbeeld ciprofloxacine of moxifloxacine. Ook voor antibiotica geldt dat ze doorgaans een tabletvorm hebben en dat toediening via een infuus meestal niet nodig is.

5.5.4 Ziekenhuisopname

Bij ernstige infecties, vooral bij patiënten met ernstig COPD en patiënten die al eens eerder met een exacerbatie in het ziekenhuis hebben gelegen, kan een ziekenhuisopname noodzakelijk zijn. Meestal gaat het dan om exacerbaties die gepaard gaan met een gestoorde gaswisseling, waarbij het koolzuurgehalte in het bloed te hoog is opgelopen en het zuurstofgehalte in het bloed verlaagd is. Dan kan toediening van zuurstof via een neusbrilletje of slangetje noodzakelijk zijn. Ook kunnen dan eventueel extra luchtwegverwijders worden toegediend via een vernevelapparaat. Daarmee krijgt de patiënt in korte tijd een grote dosis salbutamol en/of ipratropium binnen. Veel patiënten hebben het gevoel dat de medicamenten die op die manier worden toegediend dieper in de longen doordringen en ervaren daar baat bij. Een vergelijkbaar effect kan evenwel worden bereikt door hoge doseringen luchtwegverwijders via de eigen pufjes toe te dienen.

Kunstmatige beademing
Bij patiënten die ten gevolge van een exacerbatie een ernstig verhoogd koolzuurhalte en/of een te laag zuurstofgehalte in het bloed hebben, moet soms worden overgegaan op kunstmatige beademing. In de praktijk is dan sprake van een levensbedreigende situatie en is snel handelen in het ziekenhuis geboden. In het verleden betekende dat bijna altijd opname op de afdeling Intensive Care van het ziekenhuis, het kunstmatig in slaap brengen en houden van de patiënt en beademing via een buis (een zogenaamde tube) die in de luchtpijp wordt geschoven om de beademing over te nemen met een beademingsmachine. Dat is een zeer kostbare, risicovolle en ingrijpende behandeling met een hoge kans op complicaties, bijvoorbeeld een longontsteking, en een aanzienlijke kans op overlijden. Bovendien is het vaak moeilijk om de patiënt na behandeling van de exacerbatie weer van de beademing af te krijgen.

De ademhalingsspieren en het hoestmechanisme hebben gedurende de beademing aan kracht ingeboet en het duurt vaak lang, soms vele weken, voordat de patiënt weer goed genoeg kan ademen en hoesten.

De laatste jaren worden in veel ziekenhuizen COPD-patiënten niet meer kunstmatig beademd via een tube (we spreken dan van invasieve beademing) maar via een masker dat op het gelaat wordt geplaatst en vastgedrukt. De beademingsmachine ondersteunt dan de eigen ademhaling van de patiënt, die daarvoor niet in slaap hoeft te worden gebracht. We spreken dan van niet-invasieve ademhalingsondersteuning.[9] Bij deze methode is er een veel kleinere kans op complicaties en in de meeste gevallen herstelt de patiënt sneller en duurt de ziekenhuisopname korter. Meestal is de patiënt binnen enkele dagen weer in staat om zelfstandig te ademen en kan de ondersteuning worden afgebouwd. Steeds vaker hoeft de patiënt voor deze niet-invasieve ondersteuning van de ademhaling niet op de intensive care te worden opgenomen, maar kan de behandeling plaatsvinden op een medium care of zelfs een gewone verpleegafdeling van het ziekenhuis.

De laatste jaren is steeds duidelijker geworden dat het heel belangrijk is dat een patiënt na een exacerbatie zo snel mogelijk weer op gang komt. Bedrust kan bij een ernstige exacerbatie even noodzakelijk zijn, maar niet te lang. Een paar weken bedrust is voor een COPD-patiënt vaak al funest. De conditie die hij met veel moeite heeft opgebouwd, verdwijnt door de bedrust vaak als sneeuw voor de zon. Steeds vaker worden patiënten daarom na een ernstige exacerbatie direct naar de fysiotherapeut of zelfs naar een revalidatiecentrum gestuurd, zodat ze zo snel mogelijk weer met de conditietraining en spierversterkende oefeningen kunnen beginnen.[9]

5.6 Zuurstoftherapie

Sommige COPD-patiënten ontwikkelen met het verergeren van de ziekte een tekort aan zuurstof in het slagaderlijke bloed. Het is overigens niet zo, dat kortademigheid automatisch betekent dat er een zuurstoftekort is. Weliswaar verstaan veel mensen onder kortademigheid hetzelfde als geen lucht krijgen of niet genoeg zuurstof binnenkrijgen, maar je kunt wel degelijk erg kortademig zijn zonder dat er sprake is van een zuurstoftekort. Vergelijk het maar met een aanval van hyperventilatie door angst of stress.
Zo iemand kan Spaans benauwd zijn, maar het zuurstofgehalte in het bloed zal op die momenten eerder hoger dan lager dan normaal zijn. Bij patiënten met een tekort aan zuurstof in het slagaderlijk bloed, en alleen bij die patiënten, kan een onderhoudsbehandeling met zuurstof de klachten van kortademigheid verminderen, de kwaliteit van leven verbeteren en het leven verlengen. Zuurstoftekort in het slagaderlijke bloed kan alleen worden vastgesteld door het zuurstofgehalte te bepalen van bloed dat werd opgezogen uit een slagader via een arteriepunctie. Een meting van de zuurstofsaturatie via de huid kan wel een indicatie geven, maar is op zich niet duidelijk genoeg om tot een zuurstofbehandeling over te gaan, laat staan dat alleen op grond van zo'n meting de juiste hoeveelheid zuurstof kan worden bepaald. Daarvoor is een arteriepunctie beslist noodzakelijk.

Zuurstof kan op verschillende manieren worden toegediend. Uit de weinige studies die gedaan zijn naar het nut van het gebruik van zuurstof door patiënten met ernstig COPD, is gebleken dat het alleen maar zin heeft om zuurstof voor te schrijven als de patiënt die per etmaal minstens 16 uur en liefst nog langer gebruikt.[9] Meestal wordt aanbevolen om de zuurstof permanent te gebruiken, vooral ook tijdens inspanning en gedurende de nacht.

Samenvatting

De behandeling van COPD begint met stoppen met roken, meer bewegen en gezonde voeding. Daarnaast kunnen medicamenten worden gebruikt, te weten luchtwegverwijders en ontstekingsremmers. Medicamenten helpen wel, maar hebben geen wezenlijke invloed op het verloop van de ziekte. Alleen van stoppen met roken is echt bewezen dat het het verloop van de ziekte daadwerkelijk beïnvloedt. Hoe de ziekte verloopt, wordt dus uiteindelijk vooral bepaald door het gedrag van de patiënt.

HOOFDSTUK 6
Hoe kan ik met COPD leven?

In dit laatste hoofdstuk van dit boek willen we vooral bespreken hoe iemand met COPD kan leven. In vorige hoofdstukken is al beschreven dat naarmate de ziekte vordert, deze steeds meer invloed zal krijgen op het dagelijks functioneren van de patiënt. Dit is een gegeven waar je als patiënt mee moet leren leven. Maar een patiënt met COPD moet vooral niet de moed opgeven en bij de pakken neer gaan zitten. Want als men een aantal belangrijke aanwijzingen opvolgt, kan het leven van een patiënt met COPD heel goed leefbaar zijn. In dit hoofdstuk zullen we op die aspecten ingaan.

6.1 Hoe ga ik om met beperkingen?

Vanwege de toenemende benauwdheid bij inspanning heeft een COPD-patiënt de neiging om steeds minder inspanning te verrichten. Zoals eerder uitgelegd is dit echter een vicieuze cirkel waar je als patiënt zoveel mogelijk uit moet zien te blijven, omdat inspanning noodzakelijk is om het verergeren van de ziekte af te remmen. Belangrijk is om dagelijks te bewegen op basis van realistische doelen. Die doelen moet gebaseerd zijn op de individuele behoeften en mogelijkheden, liefst zoveel mogelijk in overleg met de verantwoordelijke behandelaar. Ze kunnen dus variëren van dagelijks een eindje lopen met de hond tot stevig (bijvoorbeeld bergopwaarts) fietsen. Belangrijk is om goed bij te houden wat wel en niet kan en tegen welke beperkingen men aan loopt. Die ervaringen moet de patiënt vooral bespreken met de behandelende arts en eventueel moeten in onderling overleg de doelen bijgesteld worden. Het resultaat daarvan mag in ieder geval nooit zijn dat de lichamelijke inspanning tot nul gereduceerd wordt, zelfs niet als men vrijwel permanent zuurstof dient te gebruiken.

Als de benauwdheid toeneemt en steeds meer chronisch van karakter wordt, is het belangrijk om goede ademhalingstechnieken aan te leren. De neiging bestaat om steeds oppervlakkiger en korter adem te halen. Hierbij staan de longen in feite in een soort inademingsstand, waardoor het ademen niet alleen veel energie kost, maar ook niet erg effectief is. De ademhaling moet daarom mede gericht zijn op maximale uitademing. Bij inspannende bewegingen zoals traplopen is het belangrijk om te weten hoe de ademhaling te coördineren zonder uitgeput te raken. Inspannende bewegingen moeten afgestemd worden op de ademhaling, zodat er geen (extreme) benauwdheid ontstaat. Bij revalidatieprogramma's is het belangrijk dat er aandacht aan dit onderwerp besteed wordt en dat de patiënt zijn ademhalingstechniek traint, bijvoorbeeld onder begeleiding van een fysiotherapeut.

Elke COPD-patiënt doet er verstandig aan de mensen in zijn omgeving te vertellen wat hem mankeert en wat hij wel en niet kan. De omgeving moet begrijpen waarom er in de nabijheid van een COPD-patiënt niet mag worden gerookt. De partner moet weten hoe de medicamenten werken en hoe ze gebruikt moeten worden.

Op vakantie gaat er een lijstje mee met de namen en dosering van de medicamenten in het Engels (of nog beter: in de taal van het land dat bezocht wordt).

6.2 Ademhalingstherapie

Volgens fysiotherapeute Emmylou Beekman, gespecialiseerd in de behandeling van COPD-patiënten, kan deze therapie worden toegepast bij benauwdheidsklachten wanneer een patiënt, zonder zich in te spannen, ademhaalt met de borst in plaats van met de buik (borstademhaling in plaats van een goede buikademhaling), of wanneer iemand altijd een inademingsstand van de borstkas laat zien (dit wordt ook wel een hyperinflatiestand genoemd). Daarnaast is de ademhalingstherapie zinvol wanneer een patiënt zwakke ademhalingsspieren heeft of wanneer iemand niet goed slijm kan ophoesten (dit wordt mucusklaring genoemd).

Voor longpatiënten is het heel belangrijk om een juiste ademhalingstechniek te hebben, een benauwdheidsaanval te kunnen opvangen en eventueel op een goede manier slijm op te kunnen hoesten. Daarom richt de behandeling van de fysiotherapeut zich op het aanleren van een juiste ademtechniek, ontspanningstechniek en hoesttechniek. Een patiënt kan zo leren met weinig lucht meer te doen. Maar ook hier geldt dat de combinatie van inspanning en een goede ademhaling erg belangrijk is om een goede conditie op te bouwen of te behouden. Een betere conditie zorgt niet alleen voor minder benauwdheidsklachten, maar door meer beweging van de longen (door sporten, lopen of fietsen) treedt er een soort 'melkend' effect van de luchtwegen op, waardoor het slijm beter opgehoest kan worden.

De therapie bestaat uit verschillende soorten oefeningen: ademhalingsoefeningen, hoestoefeningen, conditieoefeningen en spierkrachtoefeningen van armen en benen, het gebruikmaken van houdingen zoals vooroverbuigen, krachttraining van de ademhalingsspieren, voorlichting en soms ook ontspannings- oefeningen. Elke patiënt heeft zijn eigen behandelplan.
De fysiotherapeut leert de patiënt zich eerst bewust te worden van de eigen ademhaling. Wat betreft de ademhalingsoefeningen is het belangrijk vooral langzamer en dieper te ademen. De patiënt wordt geleerd de duur van een inademing te verkorten en de duur van een uitademing te verlengen. Een techniek die de fysiotherapeut hierbij gebruikt heet *pursed lips breathing* (PBL). Deze houdt in: eerst rustig door de neus inademen en dan lang en langzaam uitademen via getuite lippen (met een kleine ruimte tussen de lippen). Daarnaast leert de fysiotherapeut de patiënt hoe ademhaling met de buik moet worden gedaan in plaats van met de borstkas.
Er bestaan wat hulpmiddelen om slijm beter te kunnen ophoesten. Bekend is de flutter, een apparaatje waarbij de patiënt een balletje omhoog moet blazen. Een flutter geeft tegendruk tijdens een uitademing waardoor de luchtwegen gaan trillen. Daardoor komt het slijm beter los en kan het gemakkelijker worden opgehoest. Een ander instrument is een PEP-masker of mondstuk, dat ervoor zorgt dat het slijm hoger in de longen komt, waardoor het uit- eindelijk ook gemakkelijker opgehoest kan worden. Bij de ene patiënt werken de hulpmiddelen wel en bij de andere niet, dit is per persoon verschillend.
De inademingsspieren zullen alleen getraind worden als de patiënt verzwakte ademhalingsspieren heeft. Via ademhalingstraining, hoestoefeningen en soms ontspanningsoefeningen krijgt de patiënt een betere controle over houding, beweging en ademhaling. De oefeningen zorgen ervoor dat de longen beter worden

geventileerd. Het effect van ademhalingstherapie kan zijn dat de patiënt zich in het algemeen beter kan ontspannen, minder angstig is voor benauwdheid, een betere lichaamshouding heeft en een betere ademhaling heeft en daardoor ook minder benauwd is in rust en tijdens inspanning (bijvoorbeeld na het oplopen van een trap).

6.3 Wat kan ik er zelf aan doen?

Leren leven met beperkingen betekent beslist niet berusten in inactiviteit. Nee, het betekent actief dat doen wat maakt dat de ziekte zo min mogelijk verergert. Naast stoppen met roken en zoveel mogelijk bewegen betekent dit trouw de voorgeschreven medicatie gebruiken. Vooral als de patiënt iedere ochtend trouw langwerkende bronchusverwijders gebruikt, zal hij vaak veel beter met zijn beperkingen kunnen omgaan. Onderzoek heeft uitgewezen dat de kwaliteit van leven hierdoor verbetert. Ook de patiënt die volgens voorschrift zuurstof gebruikt, functioneert duidelijk beter.

De COPD-patiënt zal zich moeten aanleren anders om te gaan met dagelijkse activiteiten. Zo zal vaak het tempo omlaag gaan en zullen bepaalde (zeer inspannende) activiteiten niet meer ondernomen kunnen worden. Men noemt dit ook wel goed copinggedrag. Coping is een Engels woord en betekent je aanpassen aan de veranderde omstandigheden. Het is niet passief, maar juist actief. Coping houdt in dat de patiënt nadenkt over wat wel en wat niet kan of hoe het eventueel anders en beter aangepast kan. Hij doet dat in samenspraak met zijn partner of behandelend arts. Het is een soort levensstijl die maakt dat de patiënt relatief goed kan blijven functioneren ondanks de beperkingen.

6.3.1 Veiligheid in acht nemen

Bij een goede copingstijl horen ook die aanpassingen die nodig zijn om veilig te leven met COPD. Een COPD-patiënt doet er verstandig aan daar tijdig mee te beginnen en te bedenken hoe hij het beste in zijn huishouden kan functioneren als hij weinig energie meer heeft. Hoe kunt u als patiënt voorkomen dat u valt? Hoe kunt u snel belangrijke zaken terugvinden op het moment dat u ze nodig hebt? Kijk als COPD-patiënt kritisch naar de inrichting van uw huis.

Er mag geen rommel op de vloer rondslingeren. Spullen moeten op vaste plekken liggen in de huiskamer, de badkamer en de keuken en u moet er gemakkelijk bij kunnen. Bewaar spullen die u het vaakste nodig hebt op schouderhoogte, zodat u daar gemakkelijk bij kunt. Belangrijk is dat er handgrepen aangebracht worden in douche, bad, wc en dergelijke. Laat de toiletbril verhogen, dat kost minder energie bij het opstaan van het toilet. Er mogen geen losse vloerkleden liggen. Draag geen gladde zolen maar schoeisel dat voldoende grip geeft. Zorg voor een voldoende grote voorraad medicamenten op een veilige plaats, maar wel onder handbereik. Zorg voor een snel vindbaar lijstje telefoonnummers voor noodgevallen, eventueel voorgeprogrammeerd in de telefoon.

Enkele aanpassingen in het huis zijn kostbaar, maar kunnen vaak wel vergoed worden. De behandelend arts, de zorgverzekeraar en de gemeente kunnen hierover advies geven.

6.3.2 Zuinig omgaan met energie

Iedere COPD-patiënt doet er verstandig aan zittend te doen wat zittend gedaan kan worden. Activiteiten zittend uitvoeren kost 25% minder energie dan dezelfde activiteiten staand doen. Als u als COPD-patiënt in beweging komt, doe dat dan langzaam. Wie zich haast, is veel sneller buiten adem dan iemand die het rustig aan doet. Als COPD-patiënt kunt u de activiteiten die u het meest vermoeien,

het best doen op het moment dat u doorgaans het fitst bent. Voor de meeste patiënten is dit in de loop van de ochtend. Neem op gezette tijden uw rust om energie te sparen. Doe geen onnodige dingen als u benauwd of vermoeid bent. Misschien lijkt dit tegenstrijdig met het advies om vooral te blijven bewegen, maar dat is het niet.
Het belangrijkste advies is om uw activiteiten aan te passen aan uw mogelijkheden, maar ze niet te stoppen tenzij dat het onmogelijk is ze uit te voeren.

6.3.3 Goed eten
Ook ten aanzien van maaltijden kunt u aanpassingen verrichten. Zo is het vaak beter om kleinere maaltijden te gebruiken. Neem wat rust voor het eten. Eten kan vermoeiend zijn en moe aan de maaltijd beginnen is niet bevorderlijk voor de eetlust. Eet en kauw langzaam en neem de tijd voor de maaltijd, dan raakt u minder snel buiten adem en gaat de vertering beter. Drink niet tijdens de maaltijd als u weinig eetlust hebt. Dan hebt u minder snel een vol gevoel.

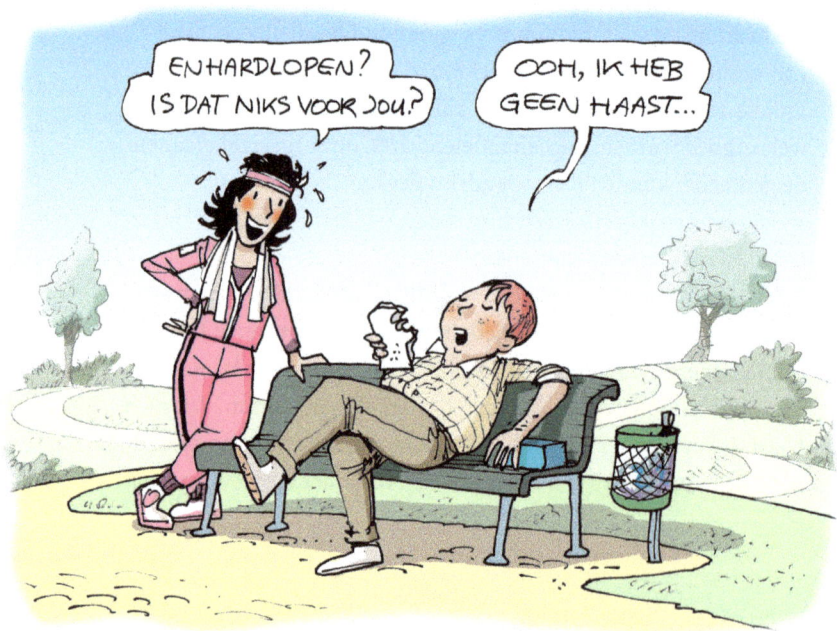

6.3.4 Sociaal en psychisch blijven functioneren

Een goede copingstijl is niet alleen belangrijk voor het lichamelijk functioneren maar ook voor het psychisch functioneren. Hierdoor kan neerslachtigheid worden voorkomen. De COPD-patiënt die goed met beperkingen kan omgaan, zal zijn ziekte minder snel als uitzichtloos ervaren. Depressieve gevoelens kunnen het dagelijkse leven en de kwaliteit van leven beïnvloeden. Zoek hulp als u als COPD-patiënt last hebt van gevoelens van hulpeloosheid en hopeloosheid. Dergelijke gevoelens komen relatief veel voor bij patiënten met COPD. Zoek contact met uw arts of met lotgenoten als u geïsoleerd dreigt te raken, of als u zich angstig voelt.

Lotgenotencontact kan heel zinvol zijn. Weten dat je niet de enige bent met beperkingen kan enorm helpen (gedeelde smart is halve smart). Maar daarnaast kan lotgenotencontact, bijvoorbeeld in beweeggroepen, ook veel goede adviezen van andere COPD-patiënten opleveren. Dat kunnen tips zijn over het omgaan met beperkingen, maar ook adviezen over medicatie, zuurstofgebruik, behandelaars, leveranciers enzovoort. Er wordt lotgenotencontact georganiseerd door patiëntenverenigingen zoals het Astmafonds. Lotgenotencontact wordt in verschillende vormen aangeboden. Zo kunnen er themabijeenkomsten (met of zonder spreker) georganiseerd worden, bijvoorbeeld over goede voeding. Er kan een bewegingsactiviteit worden aangeboden, maar ook een creatieve activiteit. Dit laatste lijkt misschien vreemd, maar tijdens bijvoorbeeld bloemschikken wordt dan uitgelegd welke bloemen je wel kunt gebruiken en welke beter niet. Ook kunnen er gestructureerde of ongestructureerde uitwisselingsbijeenkomsten (een soort huiskamerbijeenkomsten) worden georganiseerd. Het is zeer aan te raden om aan dergelijk georganiseerd lotgenotencontact voor kortere of langere tijd mee te doen. Zo blijf je als patiënt goed op de hoogte van actuele ontwikkelingen, krijg je specifieke informatie over COPD en kan het zelfmanagement verbeteren.

6.4 Hoe voorkom ik terugval?

Een andere beperking is dat de COPD-patiënt zich steeds bewust moet zijn van de exacerbaties die kunnen optreden. Juist de exacerbaties hebben een negatief effect op het dagelijkse functioneren van de COPD-patiënt en dienen dus zo veel mogelijk voorkomen te worden. Exacerbaties worden vaak uitgelokt door infecties. Dat betekent dus dat het belangrijk is om zo min mogelijk in aanraking te komen met mensen (met name kinderen) van wie bekend is dat ze bijvoorbeeld een luchtweginfectie hebben. Vanzelfsprekend is dit niet altijd te voorkomen. Wel voelt een COPD-patiënt een exacerbatie vaak aankomen, omdat karakteristieke klachten (zoals hoesten, slijm opgeven en benauwdheid) toenemen. Door tijdig, direct bij de eerste klachten, de medicatie te verhogen kan dan een ernstige exacerbatie voorkomen worden. Ontstekingsremmers in de vorm van inhalatiecorticosteroïden kunnen hierbij van groot belang zijn. Omdat ontstekingsremmers geen directe invloed hebben op de benauwdheid gebruiken patiënten ze vaak te weinig. Bronchusverwijders hebben wel een direct effect op de benauwdheid en worden vaak in een eerder stadium en ook frequenter gebruikt. Wanneer beide geneesmiddelen in één toedieningsvorm gebruikt worden, bijvoorbeeld in combinatiemiddelen als symbicort® of seretide®, heeft dit als voordeel dat de inhalatiecorticosteroïden automatisch vroeg worden gebruikt wanneer de patiënt behoefte heeft aan een bronchusverwijder die de benauwdheid vermindert. Uit onderzoek is gebleken dat patiënten kunnen leren een exacerbatie vroegtijdig te herkennen. Als ze vervolgens tijdig en zorgvuldig volgens voorschrift een combinatiemiddel gebruiken, zal dat de exacerbaties minder ernstig maken. Bovendien kan daardoor zelfs het aantal exacerbaties verminderen. Voor patiënten met ernstig COPD is het noodzakelijk om bij beginnende exacerbaties een stootkuur prednisolon te gebruiken eventueel aangevuld met een antibioticum.

Samenvatting

In dit hoofdstuk is besproken hoe COPD-patiënten met beperkingen kunnen leren leven door het leven aan te passen aan de veranderde mogelijkheden. Aanpassing betekent geen inactiviteit maar een juiste copingstijl. Bewegen op maat, medicatietrouw, een juiste ademtechniek, lotgenotencontact en aanpassen van medicatie om exacerbaties te voorkomen zijn hierbij van cruciaal belang. Ook aanpassingen in huis kunnen eventueel noodzakelijk zijn.

Adressen en websites

Algemeen

Astma Fonds
Postbus 5
3830 AA Leusden
telefoon: 033 434 12 12
telefonische advieslijn: 0900 227 25 96 (op werkdagen tussen 10.00 en 14.00 uur)
www.astmafonds.nl
www.allesovercopd.nl
www.hebikcopd.nl
www.copdtest.nl

Astma Patiëntenvereniging VbbA/LCP
Stationsplein 6
3818 LE Amersfoort
telefoon: 033 461 87 58
www.astmapatientenvereniging.nl

Alles over COPD, incl. forum voor lotgenoten
www.astma-copd.nl

Vereniging Nederland Davos
Postbus 512
2800 AM Gouda
telefoon: 0182 52 38 34
www.nederland-davos.nl

NHG-patiëntenbrieven
http://nhg.artsennet.nl/kenniscentrum/k_voorlichting/nhgpatientenbrieven.htm

Voeding

www.nutricia.nl
copd.dieetinzicht.nl

Stoppen met roken

STIVORO
Postbus 16070
2500 BB Den Haag
informatielijn: 0900 9390 (€ 0,10 per minuut)
www.stivoro.nl
www.destopsite.nl

Ik kan stoppen
www.ikkanstoppen.nl

Nederland stopt
www.nederlandstopt.nl

Een rookvrij leven
www.eenrookvrijleven.nl

Revalidatiecentrum

Universitair Centrum voor Chronische Ziekten Dekkerswald
Nijmeegsebaan 31
6561 KE Groesbeek
telefoonnummers:
algemeen: 024 68 59 911
patiënten: 024 68 59 220
e-mail: info@uccz.nl
www.ulcd.nl

Referenties

Hoofdstuk 1
1. www.rivm.nl/vtv/object_class/kom_copd.html
2. www.stivoro.nl
3. www.GOLDCOPD.com
4. www.verpleegkundigastmacopdnetwerklimburg.nl/Pdf%20files/Leven%20met%20COPD.pdf
5. www.astma-copd.nl/content/algemeen/verschillen.asp
6. NHG-standaard COPD: www.nascholing.net/files/copd_2008/nhg_copd_2007.pdf

Hoofdstuk 3
1. www.rivm.nl/vtv/object_document/o8548n45418.html

Hoofdstuk 5
1. Landelijke transmurale afspraak COPD. *Huisarts en Wetenschap* 2001: 220-225.
2. www.stivoro.nl
3. www.stoppenmetroken.nl
4. www.ikkanstoppen.nl
5. www.eenrookvrijleven.nl/.../nicotine-antidepressiva-stoppen-met-roken.html
6. www.astmafonds.nl/allesovercopd/content.jsp?objectid=29185
7. www.astmafonds.nl/allesovercopd/content.jsp?objectid=29190
8. NHG-standaard COPD. http://nhg.artsennet.nl/actueel/Nieuwsartikel/Nieuwe-NHGStandaard-en-LESA-COPD.htm
9. www.cbo.nl/Downloads/309/copd_2005.pdf
10. Car A. *Stoppen met roken.* De Boekerij, 2007.
11. Dekker P., de Kanter W. *Nederland stopt! Met roken.* Uitgeverij Thoeris, 2008.

Over de auteurs

Professor C.P. (Onno) van Schayck is hoogleraar Preventieve geneeskunde in de eerste lijn bij de faculteit Geneeskunde van de Universiteit Maastricht. De afgelopen jaren heeft hij de leiding gehad over tientallen onderzoeksprojecten op het gebied van preventie van chronische ziekten en van astma en COPD in de eerste lijn.
In 2008 en 2009 was hij de meest geciteerde onderzoeker in de wereld op het gebied van COPD en astma in de eerstelijnsgeneeskunde. Hij is wetenschappelijk directeur van CAPHRI School for Public Health and Primary Care van de Universiteit Maastricht.
Daarnaast is hij onder andere lid van de Wetenschappelijke Adviesraad van het Astma Fonds en kroonlid van de Gezondheidsraad. Sinds 2008 is hij honorary professor aan de Universiteit van Edinburgh (Verenigd Koninkrijk).

Dr. G. (Geertjan) Wesseling (1956) werd tot longarts opgeleid in Maastricht. Momenteel is hij waarnemend hoofd van de capaciteitsgroep Pulmonologie bij Maastricht Universitair Medisch Centrum. Hij promoveerde in 1993 op het proefschrift *Respiratory impedance measurements in clinical lung function testing*. Hij heeft zich toegelegd op de aandachtsgebieden cystic fibrosis, astma en COPD. Hij is actief betrokken bij projecten die de integratie van huisartsenpraktijk en ziekenhuis bevorderen en hij coördineert projecten op het gebied van COPD-management. Zijn onderzoek richt zich op vroege interventie bij astma, stoppen met roken, vroege detectie van obstructieve luchtwegproblematiek en modelontwikkeling voor zorg van astma- en COPD-patiënten door huisartsen en gespecialiseerde verpleegkundigen. Tevens treedt hij op als adviseur in het nationaal en internationaal klinisch onderwijs. Hij is lid van verschillende werkgroepen op het gebied van COPD en cystic fibrosis.

Register

A
ademhaling 19
ademhalingstechniek 89
afvallen 52
allergie 39, 26
alfa-1-antitrypsine 33
alveoli 21
amitriptyline 70
amoxicilline 83
angst 25
antibiotica 28, 83
anticholinergica 75
antidepressiva 70
arbeidsinspectie 43
arteriepunctie 32
astma 17

B
β2-antagonisten 75
bacteriën 21
beademing 84
beclomethason 78
beroepsexpositie 33
bewaking 52
bewegen 35
bloed 32
bloeduitstorting 79
borstkas 19
botontkalking 52
breath-actuated dosis-
    aerosol 80
bronchi 72
bronchitis 22
bronchus 22
budesonide 78
buitenlucht 19
bupropion 70

C
capillairen 21
CARA 17
chronisch 18
chronische astmatische
    bronchitis 17
ciprofloxacine 83
CO_2 19
cold turkey 69
combinatiepreparaten 78
comorbiditeit 54
coping 92
corticosteroïden 78

D
depressie 52
diafragma 19
diagnose 28
diëtist 74
dosisaerosol 79
doxycycline 83
duivenmelkerlong 39

E
éénsecondewaarde 30
eenzaamheid 25
eerste lijn 67
eetlust 24
emfyseem 22
energiebehoefte 52
eten 52
exacerbatie 25

F
FEV_1 30
fijnstof 40
fletchercurve 48
fluticason 78
forced expiratory volume
    in second 30
formoterol 76
fysiotherapeut 53

G
gaswisseling 19
genen 36
geslacht 30
Gezondheidsraad 38
GOLD-classificatie 30
graspollen 26
griep 55
griepprik 82

H
hart 50
hartaanval 18
hartfalen 53
hijgen 21
hobby 39
hoesten 18
hond 27
houtvuur 33
huisarts 49
huisstofmijt 26
hyperinflatie 31

I
influenza 55

infuus 83
inhalatiecorticosteroïden 27
inhaleren 27
inspanning 21, 24
inspanningstolerantie 35
intensive care 84

K
kalk 52
kanker 18
kat 27
kliertjes 23
kookluchtjes 26
koolzuurgas 19
kortademigheid 18
kou 25
krachtverlies 24
kransslagader 55

L
Landelijke Transmurale Afspraken 68
leeftijd 30
lichaamslengte 30
longarts 67
longblaasjes 19
longen 19
longfunctie 37
longfunctieonderzoek 28
longkanker 55
luchtpijp 84
luchtwegen 18
luchtweginfectie 28
luchtwegobstructie 17
luchtwegvernauwing 17
luchtwegverwijders 75

M
mannen 18
mantelzorg 62
medicamenten 25
medium care 85
middenrif 19
mijnstof 33
Minimale Interventiestrategie (MIS) 70
MIS 70
mist 25
moeheid 24
mondkapje 39
moxifloxacine 83

N
N-acetylcysteïne 79
nachtrust 25
najaar 25
nicotine 34
nicotinekauwgum 70
nicotinepleister 70
nortriptyline 70

O
O_2 19
obstructie 18
ontsteking 22
onttrekkingsverschijnselen 70
osteoporose 52

P
parfum 26
partner 62
passief roken 38
PBL 91
PEP-masker 91
piepen 39

pneumokokkenpneumonie 55
poederinhalator 79
polikliniek 70
praktijkondersteuner 49
prednisolon 52
prednison 79
pursed lips breathing (PBL) 91

R
respiratoire insufficiëntie 21, 49
revalidatie 72
revalidatiecentrum 53
reversibel 17
RIVM 18
roetdeeltjes 40
roken 18, 23
rokerslongen 18, 33
rollator 56
rolstoel 18, 56
röntgenfoto 32
rook 22
rookverbod 42

S
salbutamol 75
salmeterol 76
saturatiemeter 32
seretide 96
sigaret 70
slagader 32
slijm 18
slijmvlies 21
sociaal isolement 53
spanning 52
spiermassa 56
spirometer 28

spirometrie 28
sport 53
sportschool 72
sputum 52
STIVORO 70
stofdeeltjes 21
stoflongen 33
stootkuur 82
stoppen met roken 35
stress 25
suikerziekte 53
symbicort 96

T
terbutaline 75
theofylline 77

tiotropium 77
traplopen 57
trilharen 40
tube 84
tweede lijn 67

U
uitlaatgassen 33

V
varenicline 71
ventilatie 19
vernauwing 18
vernevelaar 81
virussen 22
vitamine D 52

voeding 52
vrachtauto's 40
vrouwen 18

W
werk 64
werkplek 42
wind 25
winter 25

Z
ziekenhuis 25, 84
zuurstof 18, 19
zuurstofverbruik 21
zwangerschap 71

GPSR Compliance
The European Union's (EU) General Product Safety Regulation (GPSR) is a set of rules that requires consumer products to be safe and our obligations to ensure this.

If you have any concerns about our products, you can contact us on

ProductSafety@springernature.com

In case Publisher is established outside the EU, the EU authorized representative is:

Springer Nature Customer Service Center GmbH
Europaplatz 3
69115 Heidelberg, Germany

www.ingramcontent.com/pod-product-compliance
Ingram Content Group UK Ltd.
Pitfield, Milton Keynes, MK11 3LW, UK
UKHW051239180426
11947UKWH00013B/850